ÉPIDÉMIES

Vrais dangers et fausses alertes

Du même auteur

Dictionnaire de maladies infectieuses, Elsevier, 1998.

Les Nouvelles Maladies infectieuses, « Que sais-je ? », Presses universitaires de France, 1999.

Les Nouveaux Risques infectieux : grippe aviaire, SARS, et après ? Lignes de repères, 2005.

Dépasser Darwin, Plon, 2010.

De l'ignorance et de l'aveuglement : pour une science postmoderne, e-book Kindle, Amazon, 2012.

Votre santé – Tous les mensonges qu'on vous raconte et comment la science vous aide à y voir clair, Éditions Michel Lafon, 2015.

Arrêtons d'avoir peur ! Éditions Michel Lafon, 2016.

Mieux vaut guérir que prédire, Éditions Michel Lafon, 2017.

La Vérité sur les vaccins, avec Olivia Recasens, Éditions Michel Lafon, 2018.

La Révolution digitale de l'homme : vers une nouvelle espèce, e-book Kindle, Amazon, 2019.

Pr Didier RAOULT

ÉPIDÉMIES

Vrais dangers et fausses alertes

Michel LAFON

118, avenue Achille-Peretti – CS 70024
92521 Neuilly-sur-Seine Cedex

www.michel-lafon.com

À ma femme, mes enfants, mes petits-enfants
et à tous ceux qui travaillent avec moi.

Avant-propos de l'auteur

Les alertes affolantes sur de possibles épidémies se sont multipliées ces dernières années. La peur de la vache folle, qui a entraîné des mesures considérables en matière de consommation de viande, les deux grippes aviaires, l'épidémie de grippe H1N1, le SARS coronavirus, le MERS coronavirus, le coronavirus chinois, Ebola, l'anthrax avec le bioterrorisme, la variole, le chikungunya, le Zika. Pour toutes ces maladies des modèles mathématiques et des prédictions ont été réalisés, qui annonçaient la mort de millions de personnes. Il n'en a rien été, en dehors de l'épidémie de grippe qui a tué comme une grippe ordinaire.

Toutes les épidémies potentielles prétendument effrayantes groupées depuis vingt ans ont difficilement dépassé 10 000 morts, dans un monde où l'on observe 56 millions de décès par an. Pas très impressionnant. En revanche d'autres épidémies ont été négligées, dont le choléra en Afrique et surtout à Haïti qui a tué 10 000 personnes, et le typhus en Afrique de l'Est qui a lui aussi fait 10 000 morts. L'énorme épidémie de *Clostridium difficile*, pour sa part, tue entre 60 000 et 100 000 personnes par an dans le monde. Enfin, concernant l'affolement face aux maladies vectorisées comme chikungunya ou Zika, on ne peut qu'être frappé par la faible mortalité et le peu de cas existant en France, comparés à l'énorme couverture médiatique dont ils ont fait l'objet et au coût politique des décisions liées à toutes ces alertes.

La somme des morts causées, en France, sur vingt ans, par toutes les maladies précitées qui ont fait l'objet de prédictions terrifiantes – hormis la grippe qui tue tous les ans mais qui n'a pas tué plus l'année de H1N1 – est ridicule, comparée aux chiffres annoncés par les lanceurs d'alerte. J'ai eu l'occasion de dire que, sauf pour la vache folle pour laquelle je ne tiens pas les comptes, toutes ces maladies n'avaient fait que 4 morts depuis vingt ans en France métropolitaine. Alors que le nombre d'accidents en trottinette pour l'année 2019 a été finalement de 11 dans ce même pays. Toutes ces alarmes lancées dans le pays, toutes ces affiches dans les aéroports pour quelque chose qui a fait 4 morts ! Sans compter les milliards dépensés pour des médicaments qui n'ont pas vu le jour, et des vaccinations qui n'ont pas abouti. Tout cela doit amener une réflexion.

Il se trouve que j'ai été confronté à des crises sanitaires et en particulier infectieuses depuis le tout début de mes études en médecine. J'ai participé à la gestion de plusieurs vraies épidémies, j'ai été acteur de plusieurs crises sanitaires, j'ai été chargé de mission pour le ministère de la Santé et de la Recherche pour réfléchir sur ces crises sanitaires, y compris dans le cadre du bioterrorisme et, à ma connaissance, je suis l'expert le plus cité dans le domaine des maladies infectieuses au monde (« *expert scape* »). Cela me donne le devoir de mettre en perspective l'ensemble de mon expérience sur ces crises sanitaires, leur sens, et la manière de les comprendre.

Pour mettre directement tout cela en perspective, il est intéressant de constater ce que devient la réalité dans les reflets qu'en donnent les différents médias sur le site *Our World in Data*. Ainsi ce site compare, aux États-Unis, la mortalité réelle causée par les diverses maladies et leur écho sur Google, dans le *New York Times* et le *Guardian*. Pour la même cause de maladie, 2 % de la mortalité réelle deviennent 30 % sur Google, et 70 % dans le *Guardian* comme dans le *New York Times*. C'est-à-dire que le terrorisme, les homicides et les suicides représenteraient 70 % de l'information sur les morts dans ces deux journaux. En ce qui concerne les maladies infectieuses, j'avais eu l'occasion d'écrire, avec un rédacteur en chef d'un des journaux du Lancet, un article qui leur était consacré et que j'avais appelé « *Much ado about nothing*[1] »,

1. McConnel J. Raoult D, *Emerging respiratory viruses: is it "much ado about nothing"? (Shakespeare)*, 20:187-188 mars 2014.

comme la pièce de Shakespeare *Beaucoup de bruit pour rien*, après avoir compté le nombre d'articles internationaux dans la presse scientifique pour une seule maladie : il pouvait y avoir jusqu'à 61 publications internationales différentes dans les meilleurs journaux du monde pour une seule mort.

Cette angoisse sur les épidémies n'a aucune commune mesure avec la réalité de la mortalité par maladies infectieuses. En pratique, celle-ci ne cesse de diminuer depuis une trentaine d'années. Cela est dû à la baisse de la mortalité par les trois grands tueurs : tuberculose, sida et paludisme. Non pas grâce à des vaccins mais, pour le sida, par une gestion formidable – grâce à la pression des ONG – dans le but d'obtenir des médicaments bon marché qui en traitant les patients les sauvent, et empêchent le développement de l'épidémie. Pour le paludisme, le traitement miracle est un extrait de plantes chinois, mais la diminution spectaculaire de cette pathologie est aussi associée à la mise en place de moustiquaires imprégnées d'insecticides. Enfin pour la tuberculose, il n'y a pas grand-chose de nouveau, elle régresse du fait d'une meilleure prise en charge et de meilleures conditions d'hygiène mais tue encore 1,2 million de personnes par an dans le monde. L'autre diminution de la mortalité est due à celle des infections respiratoires qui ont tellement suscité l'angoisse mais qui sont passées de plus de 4 millions de morts par an en 1990 à 2,6 millions en 2019 : une baisse très significative due essentiellement aux antibiotiques anciens et à la vaccination contre le pneumocoque qui fait que les pneumonies, autrefois première cause de diminution de la longévité, sont maintenant à la 4e place du fait de notre triomphe sur les maladies infectieuses actuelles. La vraie maladie émergente infectieuse lisible au niveau du monde est l'infection à *Clostridium difficile*, qui à ma connaissance n'a jamais fait le buzz. Je vais tenter de détailler ces différents épisodes qui permettront de réfléchir à l'avenir.

– 1 –

Le charbon : une fausse épidémie pour propager la peur du bioterrorisme

Dans le cadre du bioterrorisme, le charbon – ou anthrax – fut la première fausse épidémie à laquelle je fus confronté. Le charbon est une maladie relativement banale, mais grave, surtout contractée par les animaux qui fouillent le sol car ses bactéries présentent une forme de résistance dite « spore », qui est volatile, et qui peut subsister pendant des années dans la terre. Cette spore a joué un rôle historique important puisque c'est à son sujet que Pasteur d'un côté et Robert Koch de l'autre ont pu montrer la causalité du charbon : une bactérie qui fut appelée ultérieurement *Bacillus anthracis*. C'est d'ailleurs à cette occasion que Pasteur fit une des premières expériences de vaccination massive du bétail.

Quoi qu'il en soit, cette bactérie fut ensuite étudiée comme arme biologique, en particulier pour tuer les animaux pendant la Seconde Guerre mondiale. L'utilisation de cette bactérie qui, par voie aérienne, est capable de provoquer des pneumonies mortelles, a été poursuivie dans les laboratoires militaires, en particulier aux États-Unis et en Russie. Mais en 1970, Nixon décida de mettre fin à la recherche militaire biologique (toxines, poisons et microbes), et cela déboucha, en 1972, sur un accord international d'abandon des armes biologiques.

Depuis cette époque, plus personne n'était censé, après avoir signé cet accord, préparer des armes biologiques. En pratique, pourtant, il y eut encore deux épisodes d'infections non naturelles, issus de laboratoires militaires, avec le bacille du charbon.

Il continue à y avoir des infections naturelles avec ce bacille chez les agriculteurs, en particulier en Afrique. On a constaté par ailleurs plusieurs cas d'infections groupées sur des usagers de drogues intraveineuses. Quant aux deux épisodes d'infections liées à la manipulation du charbon dans des buts militaires, ils sont bien connus. L'un a eu lieu en 1979 à Ekaterinbourg (Russie), où une centaine de pneumonies d'origine inconnue, mortelles, ont été diagnostiquées. D'après les prélèvements autopsiques, il fut établi, aux États-Unis, que c'était du charbon. Finalement, la Russie a découvert – et Boris Eltsine l'a reconnu longtemps après – que cela était dû à une erreur de contention du laboratoire militaire d'Ekaterinbourg. Les patients infectés se trouvaient sous le vent du laboratoire !

Le deuxième épisode survient dans le contexte du 11 septembre 2001. Deux semaines après l'attentat des tours jumelles, des bacilles du charbon sont envoyés dans des lettres à des sénateurs et à des journalistes américains.

L'ensemble fera cinq morts. Aussitôt, le terme de bioterrorisme commence à circuler. La diffusion des informations entraîne une folie mondiale. Des gens déposent un peu partout des poudres blanches qui deviennent vite suspectes, obligeant parfois la fermeture de l'établissement dans lequel ils travaillent ou étudient, pendant une semaine, le temps que l'on vérifie... qu'il ne s'agit pas de charbon ! Des lettres fantaisistes sont envoyées contenant de la farine, de la craie. En France, 1 800 échantillons vont devoir être testés pour éliminer la présence du *Bacillus anthracis*. Dans cette situation, la France est totalement incapable de répondre à une telle demande. Sauf à Marseille, où un laboratoire est apte à traiter dans les temps, c'est-à-dire en 24 à 48 heures, l'ensemble de ces prélèvements. J'avais fait construire ce très grand laboratoire de niveau de sécurité 3 (permettant de manipuler sans rejeter de micro-organismes à l'extérieur), et nous avons ainsi traité le tiers des prélèvements français. Nous avons été les seuls à le faire dans les temps. Notons à ce sujet qu'il n'y a eu qu'un faux positif :

il était issu du seul laboratoire, en France, qui manipulait la bactérie. Rapidement, la contre-investigation a montré que c'était un faux positif.

Dans ces états de crise, la panique prend les gens. Ainsi, dans le laboratoire de la Pitié-Salpêtrière, qui était censé traiter les bactéries les plus dangereuses (les bacilles tuberculeux multirésistants), il n'y avait pas de laboratoire de sécurité. Le personnel a fait valoir son droit de retrait et a refusé d'analyser les poudres ! Et dans l'ensemble des CHU de Paris, il est impossible de tester ces poudres. Ni l'Institut Pasteur ni l'armée n'ont le personnel technique suffisant pour cela.

Quoi qu'il en soit, rapidement, il n'y a plus eu de cas de charbon en Amérique…

*

Lors du changement de gouvernement en 2002, Jean-François Mattei, professeur de médecine à Marseille devenu ministre de la Santé, et Bernard Bigot, directeur de cabinet de Claudie Haigneré, ministre de la Recherche, m'ont demandé de faire une mission sur le bioterrorisme à la suite de l'expérience que nous avions acquise au cours du traitement des poudres suspectes. Dès le départ, j'ai demandé que mon rapport porte aussi sur les crises en maladies infectieuses, et non sur le bioterrorisme seulement, dont je percevais bien que c'était une crise plus sociale que médicale.

Lors de cette mission que m'avait confiée le ministère, j'ai pu voir l'influence des informations « grises » – c'est-à-dire douteuses – qui circulaient. Ainsi, un des anciens conseillers de Bernard Kouchner me téléphona personnellement pour me dire que les Américains avaient trouvé dans un silo de Saddam Hussein de la poudre contenant le bacille de l'anthrax. En 2005, à l'ONU, le représentant de Georges W.Bush, Colin Powell, brandissait un tube contenant une poudre blanche et expliquait au monde entier le danger que représentaient les stocks de bactéries du charbon qu'avait probablement

Saddam Hussein, comme l'avait expliqué Noam Chomsky dans *La Fabrication du consentement*[2]. Et c'est là un des éléments qui a entraîné, chez les Américains, la conviction pour 65 % d'entre eux qu'en réalité l'attentat des tours jumelles était lié à Saddam Hussein.

Au même moment circulait un film catastrophe réalisé par les modélistes mathématiciens de l'université John Hopkins sur la variole. Là aussi, une information « grise » rapportait que, lors de la première guerre du Golfe, quelqu'un avait vu marqué « Smallpox » sur un réfrigérateur (*smallpox* signifiant variole). À partir de cette information jamais publiée, les chercheurs de John Hopkins ont fait un film appelé *Dark Winter* (*L'Hiver noir*), mettant en scène ce que l'on pouvait prédire si Saddam Hussein possédait le virus de la variole, compte tenu que plus personne n'était vacciné. Ce film se concluait par 1 million de morts, si seulement 10 personnes inoculées étaient envoyées

2. Avec Edward Herman, Agone, 2008.

dans 10 aéroports mondiaux. Il a terrifié George W. Bush, mais aussi les hommes politiques français, et s'est posée la question de la vaccination contre la variole. Cette vaccination est assez mal tolérée, mais l'État américain a estimé que l'on devait la faire compte tenu du risque encouru (qui, de fait, n'a jamais existé). Il a donc fait vacciner son personnel militaire. Résultat : une centaine de morts causées par une complication jusqu'alors inconnue, une inflammation du cœur survenue chez des sujets jeunes vaccinés pour la première fois. Ainsi, l'armée américaine a tué une centaine de membres de son personnel sur un simple fantasme de film d'horreur.

Concernant le danger du bacille du charbon, les choses sont encore plus dramatiques, et aident à devenir paranoïaque quand on ne l'est pas. En réalité, j'ai connu ultérieurement un membre de l'équipe qui, au centre de séquençage[3] américain, dans

---

3. Centre d'analyse de l'ADN.

les deux mois qui suivirent les premiers cas de charbon, a réalisé la séquence du génome de la bactérie, et l'a comparée aux génomes connus, dont celui qui avait été manipulé par les Américains dans leur laboratoire militaire, théoriquement jusqu'en 1972, à Fort Detrick. La bactérie était la même, et il n'y avait aucun doute que cette bactérie, qui avait été envoyée aux politiques et aux journalistes américains, était une bactérie issue de ce laboratoire de l'armée américaine, à Fort Detrick, en dépit du fait que la recherche y avait été stoppée depuis 1972. Les Américains ont fini par tracer le suspect principal, qui s'appelait Ivins, un ancien ingénieur responsable de la militarisation du bacille. Il était probablement parti de Fort Detrick en emportant dans sa poche les spores de cette bactérie, qui avaient survécu pendant trente ans, et qu'il a pu envoyer, et ainsi terroriser le monde. Le malheureux avait des antécédents psychiatriques lourds (y compris quand il avait été recruté pour gérer le programme militaire à Fort Detrick). Il s'est suicidé avant son procès. Ces données furent connues des

Américains dans les deux mois. Bien avant que, à l'ONU, le secrétaire d'État à la Défense américain agite une fiole censée contenir le bacille du charbon et représenter le danger du bioterrorisme sur la planète.

En pratique donc, on avait affaire à une fausse épidémie. La crainte d'une réelle épidémie était peut-être authentique au début mais deux mois plus tard, les autorités américaines savaient parfaitement qu'il n'en était rien. Il ne s'agissait pas de bioterrorisme, mais d'une mauvaise gestion du personnel militaire américain. Ainsi, les deux épisodes de charbon sont des épisodes de dysfonctionnement, de l'armée russe d'un côté, et américaine de l'autre, et n'ont rien à voir avec le bioterrorisme.

Il faut dire que cette peur du bioterrorisme n'empêchait pas de faire des affaires. En effet, je ne sais qui avait réussi à convaincre le Center for Disease Control (CDC) de recommander l'usage d'antibiotiques du groupe des quinolones et de la ciprofloxacine, à l'époque protégés par un brevet donc extrêmement chers, pour traiter les futurs cas de charbon.

Ce choix n'était absolument pas basé sur l'usage, cette maladie étant parfaitement traitable avec des antibiotiques simples comme la pénicilline ou la doxycycline, dont le coût était déjà négligeable, mais basé sur un choix expérimental qui n'avait jamais fait démonstration de son efficacité chez l'Homme. Quoi qu'il en soit, les États-Unis ont commandé des tonnes de ciprofloxacine, stockées dans différents dépôts du pays pour faire face à cette menace bioterroriste, et la France a suivi cette stratégie pour un coût absolument considérable.

J'avais pourtant soumis mon point de vue au ministre en rédigeant un prérapport en 2002 : il n'y avait aucune raison de constituer des stocks de ciprofloxacine à cette époque. Mon hypothèse est que l'influence des laboratoires avait été considérable et que la France avait suivi, comme souvent, les recommandations du Center for Disease Control sans les réanalyser.

Toutefois, la surreprésentation du bioterrorisme n'est pas une surprise. Il suffit de voir, sur le site *Our World in Data*, un tableau particulièrement frappant qui montre que dans l'information Google, mais aussi dans celle du *New York Times* ou celle du *Guardian*, le terrorisme représente 30 % des informations sur les causes de mort dans le monde, alors que, en réalité (et en particulier au Moyen-Orient et en Inde, où la mortalité est la plus importante), il fait en moyenne 9 000 morts par an, à comparer aux 56 millions de morts par an de l'ensemble de l'humanité. D'une manière singulière, Google fait deux fois moins d'exagération que le *New York Times* ou le *Guardian*.

*

Dans cette aventure, j'avais pu découvrir le mensonge d'État, l'utilisation du phénomène de peur collective pour aider au déclenchement d'une guerre, la crédulité. Et j'en ai surtout éprouvé une grande amertume. Car, pendant un temps au moins, je me suis laissé convaincre que ces informations « grises » étaient des informations privilégiées auxquelles j'avais la chance d'avoir accès, et pas le public. Ce que, par orgueil, j'ai considéré comme étant un privilège était juste une manœuvre : l'intoxication suraiguë de ceux qui étaient censés le mieux savoir.

– 2 –

Une vraie crise sanitaire négligée : la canicule de 2003

Comme je l'ai dit au chapitre précédent, à la suite de notre expérience sur l'anthrax, j'avais été chargé de mission par le ministère de la Santé et de la Recherche pour avoir une réflexion de fond sur les crises en maladies infectieuses. J'avais dû imposer cette extension pour ne pas me limiter à la crise du moment sur le bioterrorisme.

Cette crise sur le bioterrorisme a fini par aboutir à un délire administratif unique au monde qui empêche désormais, même s'il s'agit de bactéries banales, de les séquencer et de posséder plus qu'une toute petite partie de leur génome (500 bases, soit 1/100e) alors que le génome[4] du microbe est disponible dans la littérature scientifique sur Internet. Or on ne peut rien faire de dangereux avec ces ADN déjà connus ! La France a adopté – et étendu – une recommandation américaine qui ne portait que sur le virus de la variole (dont il existait déjà 70 génomes complets) par peur d'une reconstitution du virus grâce à son génome. Cela pour dire que nous ne pouvons plus, aujourd'hui, conserver l'ADN de microbes d'infections qui parfois sévissent dans des millions de cas chez les animaux, comme la brucellose. Un des centres de recherche marseillais sur la brucellose a d'ailleurs fini par abandonner son thème de recherche (qu'il développait depuis vingt ans) avec les chercheurs d'Amérique du Sud, du fait des difficultés administratives liées à la manipulation de ces bactéries. Tous mes efforts pour revenir à une situation normale, y compris avec Christian Bréchot, alors directeur de l'Institut Pasteur, ont été vains.

4. Génome : description de l'ensemble des gènes d'un organisme, virus, etc.

Quoi qu'il en soit, j'ai été amené à faire un certain nombre de recommandations qui ont été publiées[5]. Certaines étaient destinées à détecter, aussi tôt que possible, les nouvelles épidémies en identifiant les phénomènes anormaux groupés. Parmi les propositions que je faisais, qui sont faciles à retrouver puisque ce rapport est *online*, je conseillais en premier lieu de surveiller la mortalité par tranche d'âge et par zone. En réalité, il était impossible, et ça l'est toujours, de savoir qui meurt et où en temps réel, car les données ne sont pas publiquement valables au fil de l'eau. Elles sont adressées par écrit après validation à l'INSERM, qui fait un rapport un an et demi plus tard, et qui d'ailleurs est passé à côté de toutes les surcauses de mortalité pendant trente ans, comme je l'exposerai plus loin. Or surveiller la mortalité par tranche d'âge et par zone me semblait primordial, car c'est ainsi qu'a été découverte en 1976 une maladie que je connais bien : la maladie des légionnaires. Sa détection avait été faite, non pas par les

5. https://medecine.univ-amu.fr/sites/medecine.univ-amu.fr/files/mission_bioterrorisme_raoult.pdf

médecins soignant les gens à Philadelphie, mais grâce au fait qu'on avait constaté, au Centre américain pour le contrôle des maladies d'Atlanta, une surmortalité dans cette ville, pendant une courte période de temps, des hommes de plus de 50 ans. Il s'agissait d'hommes qui se rendaient au congrès des anciens combattants de l'armée américaine (*American Legion*, d'où le nom de la pathologie), qui étaient tous dans le même hôtel et qui avaient été la source de la maladie. Sans la détection à Atlanta, loin du site où cela s'était passé, la maladie n'aurait vraisemblablement jamais été détectée.

L'autre point que je mettais en avant est celui de la pharmacosurveillance, c'est-à-dire la consommation de médicaments anormale, et je reviendrai sur ce point. Ce rapport a été très mal accueilli par le cabinet de mon collègue Jean-François Mattei, professeur comme moi à la faculté de médecine de Marseille, qui m'a dit deux mois après que j'ai eu remis mon rapport que le cabinet ne pouvait pas l'accepter car il pensait qu'il fallait protéger le ministre et que je le mettais en danger. Il m'a demandé de faire des modifications, qui en réalité étaient mineures et sans signification. J'ai quitté le ministère après son acceptation.

Au milieu de l'été 2003, au mois d'août, apparaissent soudain des articles sur l'augmentation brutale de la mortalité à cause de la canicule. Ce sont les croque-morts qui ont lancé l'alerte sur le manque de cercueils à Paris. Le *Parisien libéré* était plein de feuilles de déclaration d'obsèques !

J'avais déjà eu une expérience de la canicule à Marseille : c'était ma première expérience de crise sanitaire. En 1983, j'étais « interne le plus ancien » à la Timone, c'est-à-dire que je gérais les gardes et la présence des internes aux Urgences quand a commencé une épidémie de fièvres extrêmement élevées, à 42 degrés, chez des sujets âgés de plus de 80 ans qui présentaient des troubles neurologiques avec une mortalité effroyable. Pendant une semaine, le diagnostic de cette nouvelle épidémie a tâtonné. Certains suggéraient qu'il s'agissait d'une épidémie de légionellose (ce qui était à la mode), d'autres reliaient ça à une grève des éboueurs (à laquelle nous sommes habitués à Marseille) : les poubelles s'entassaient dans les rues et ils y voyaient un lien de cause à effet. Enfin, au cours de nos réunions entre professeurs de médecine, le Pr Simonin a fini par conclure qu'il s'agissait très probablement de coups de chaleur. Il est vrai que cet été 1983 était particulièrement chaud. Personne n'était préparé à affronter ce problème qui était nouveau. Je me suis retrouvé à gérer l'arrivée des sujets âgés extrêmement fébriles, avec le responsable de la réanimation des Urgences et le directeur adjoint de la Timone. L'essentiel de notre travail a été d'acheter des machines à glace et des ventilateurs, puis de plonger les patients dans l'eau froide tout en les ventilant. Ce qui a entraîné une baisse absolument spectaculaire de la mortalité. D'une manière intéressante, les journaux locaux, *Le Provençal* et *Le Méridional*, disposaient tous les jours à l'époque de 10 pages de convois funéraires, ce qui était très au-delà de la demi-page que nous avions l'habitude de voir.

Aussi, quand j'ai entendu cette annonce concernant les méfaits mortels de la canicule en août 2003, cela m'a rappelé cette aventure vieille de vingt ans. J'ai téléphoné à Jean-François Mattei : il m'a dit que je m'inquiétais inutilement, que c'était encore une exagération de la presse et que la Direction générale de la Santé l'avait rassuré, en lui disant que tout ça, c'étaient des bêtises. D'une manière intéressante, signalons que Mattei était en vacances, son directeur de cabinet était en vacances, le directeur général de la Santé était en vacances, et c'est le directeur adjoint de la Santé qui avait donné cette réponse dont on sait qu'elle coûta son siège de ministre à Jean-François Mattei. Cela traduisait exactement la nécessité d'une des recommandations que j'avais faites dans mon rapport : compter les morts de manière hebdomadaire, de façon à voir s'il existait des événements anormaux. J'ai suggéré à Jean-François Mattei de publier les données, ce qu'il a fait, pour la première fois (il m'en a d'ailleurs remercié publiquement). Quand on a analysé la mortalité hebdomadaire sur les dernières décennies, on s'est rendu compte qu'il y avait eu trois pics de mortalité inexpliqués pendant l'été : en 1976, en 1983 (celui que j'avais connu) et en 2003, qui correspondaient à chaque fois à des canicules, les deux précédentes n'ayant pas fait l'objet de déclaration nationale comme celle de 2003. Par ailleurs, on a pu noter aussi la surmortalité liée à l'apparition de deux mutants viraux grippaux pandémiques et la surmortalité annuelle liée aux infections respiratoires saisonnières. Ainsi, sur ce simple graphique réalisé pour expliquer une catastrophe, on voyait bien ce qu'avaient été les problèmes majeurs de santé publique : les trois canicules, les deux épidémies de nouveaux variants de virus de la grippe et les épidémies annuelles d'infections respiratoires.

– 3 –

Le chikungunya : l'utilité de la pharmacosurveillance et la disproportion des alertes lancées en France

Une autre recommandation que j'avais faite était liée à la découverte du sida aux États-Unis. Celle-ci était advenue à la suite d'une augmentation curieuse de la consommation de Lomidine en Californie, par cinq patients hospitalisés dans des sites différents, sans liens entre leurs médecins. La Lomidine n'était prescrite à l'époque que dans le cas d'une infection respiratoire très particulière, une infection due à un champignon : *Pneumocystis carinii*. On ne voyait ce champignon que chez les grands immunodéprimés, en particulier les gens ayant une leucémie et recevant une chimiothérapie très lourde. Or les patients traités par Lomidine en Californie n'avaient pas de leucémie. Cette utilisation étrange de ce médicament a amené à faire une enquête, et c'est ainsi que le sida a fait son apparition en médecine : des hommes jeunes, extrêmement immunodéprimés, qui n'avaient pas de maladie connue. Ces cinq premiers patients étant des homosexuels masculins, la première définition de la maladie fut le « cancer gay » : le cancer des homosexuels. Ce fut la première description du sida et c'est la pharmacosurveillance qui l'a détecté, car ces patients avaient une pneumonie avec ce champignon rare.

Fort de cette histoire vieille de vingt ans, j'avais recommandé dans mon rapport qu'il y ait au niveau national, avec le réseau des pharmaciens, une surveillance de la consommation anormale de médicaments. Cette mesure n'a pas non plus été prise, et c'est dommage car quelques années plus tard est apparu, à La Réunion, le mutant du virus chikungunya transmissible par le moustique tigre (*Aedes albopictus*). Cette maladie ne tue pas mais elle fait très mal. Elle donne des douleurs articulaires qui peuvent durer plusieurs semaines ou plusieurs mois. Ces douleurs sont calmées par le Doliprane et le premier signe parvenu ou analysable à La Réunion à cette époque a été la rupture de stock de Doliprane dans toutes les pharmacies de l'île. Cela aurait dû alerter, dès cette époque, sur l'existence d'un phénomène très anormal, mais ça n'a pas été le cas. En revanche, la consommation majeure de Doliprane pour les douleurs liées au chikungunya a été accompagnée d'une mortalité non négligeable du fait que le Doliprane en surdose provoque des atteintes hépatiques majeures qui peuvent être mortelles, ce qui justifie d'ailleurs depuis un meilleur encadrement de sa prescription. En fait, ce n'est pas le chikungunya qui a tué, c'est la lutte contre les douleurs qu'il provoquait.

Le chikungunya continue de préoccuper les médias, mais en pratique il ne représente pas un danger de santé publique particulièrement important en métropole. J'ai été le premier à dire que nous aurions des cas autochtones liés à *Aedes albopictus* et je l'ai publié à l'époque[6]. Car il suffisait d'attendre une coïncidence de la saison du chikungunya dans un des pays où il sévissait avec la saison des moustiques en France pour observer des cas secondaires. Toutes les maladies susceptibles d'être transmises par les *Aedes*, dont la dengue et le virus Zika, peuvent donner des cas sporadiques saisonniers en France métropolitaine. Toutefois, l'absence de circulation très longue du virus dans le sang chez les humains, associée à la saisonnalité des moustiques, fait que le risque d'implantation de ces maladies dans nos régions et notre zone géographique est extrêmement peu vraisemblable. Pourtant, cet épisode a laissé des traces et tous les étés nous avons des alertes considérables et disproportionnées sur ce risque qui est entièrement marginal et qui n'a tué personne en France métropolitaine.

---

6. Charrel R.N., de Lamballerie X., Raoult D., *Chikungunya outbreaks – the globalization of vectorborne diseases*. *New England Journal of Medecine*, 22 février 2007.

– 4 –

Folie Ebola,

peste et fièvres hémorragiques

La folie Ebola a commencé juste avant le début de mon internat, en 1976. C'est une maladie sévère qui sévissait au Congo. Son diagnostic a été fait grâce à la présence du Pr Muyembe dans ce qui était à l'époque le Zaïre (devenu la République démocratique du Congo) : il fit les prélèvements de sang et les envoya en Belgique. Ce qui a permis l'identification de ce virus par Peter Piot. Cette fièvre était effrayante du fait qu'il s'agissait d'une fièvre hémorragique, c'est-à-dire que le corps se couvrait de sang et les patients mouraient de ces saignements, ce qui a particulièrement frappé l'imagination. Dès lors, la peur terrible d'une maladie hémorragique se répandant sur l'ensemble de la Terre a commencé.

La fièvre de Lassa est également une fièvre hémorragique. Elle sévit en Afrique de l'Ouest et n'a jamais dépassé ce cadre. Dans ce domaine aussi, on constate une exagération grossière du nombre de cas collectés, qui est née seulement d'un modèle mathématique. Le virus Marburg, lui, a été découvert à Marburg, en Allemagne, chez des chercheurs qui avaient été infectés par des prélèvements en provenance d'Afrique. C'est une fièvre hémorragique qui elle aussi circule au Congo depuis 1967, et qui n'a eu aucune influence sur la mortalité générale du pays. Il y a eu moins de 400 morts de cette pathologie depuis sa découverte.

*

Le virus Ebola, lui, suscite des récurrences qui effraient régulièrement. Il apparaît vraisemblable que son réservoir soit des chauves-souris. Les singes, et en particulier les chimpanzés, sont particulièrement sensibles à ce virus, et il est possible qu'ils contractent la maladie en mangeant des chauves-souris ou des feuilles souillées par des urines de chauve-souris. Quoi qu'il en soit, une partie des chimpanzés a été atteinte très sérieusement par les épidémies d'Ebola. Concernant les hommes, la maladie se transmet en particulier par le sang, mais pas du tout par voie respiratoire. À la condition d'être attentif à ne pas avoir de contact direct, la maladie est peu contagieuse. En Afrique, lors du dernier épisode en Guinée Conakry, l'utilisation de gants de ménage et d'eau de Javel a suffi à préserver le personnel de soins dès que celle-ci a été pratiquée de façon régulière. Très peu de cas sont arrivés en Europe, mais la peur panique de cette maladie a engendré des problèmes de gestion de ces quelques cas ou de ces quelques suspicions.

En pratique, la maladie ne sort pas de son foyer. En 2019-2020, il existe un foyer dans l'est de la République démocratique du Congo qui est une zone où la sécurité n'est absolument pas assurée, des seigneurs de guerre enlevant et tuant leurs congénères, et bien sûr dans cette zone il y a eu plus de morts de la rougeole ou du paludisme que de victimes du virus Ebola. Il y a eu aussi des cas en Afrique de l'Ouest. Une des raisons majeures de contamination est le lavage des morts à mains nues qui, lors des fièvres hémorragiques, est une source de transmission importante.

Cette maladie a eu des conséquences incroyables. La première, un film d'horreur, *Alerte*, parlait de la naissance d'une fièvre hémorragique en Afrique et, pour tenter de l'éliminer, on envoyait des gens par hélicoptère, vêtus de scaphandriers (encore une fois cela n'a aucun intérêt pour Ebola, qui n'est transmissible que par le contact direct) et qui tuaient les habitants du village atteint. Ces images, comme d'autres, ont rapidement circulé, et certains personnels de soins accueillis en Guinée lors de la crise Ebola ont été tués par les villageois. Ceux-ci sont beaucoup mieux informés qu'on ne peut l'imaginer, notamment grâce aux téléphones portables, et ils pensaient que leurs « sauveurs » allaient faire comme les Américains dans le film : les exterminer afin de limiter la diffusion du virus Ebola. La terreur peut générer la terreur.

*

En ce qui me concerne, j'ai été intéressé par cette grande folie des fièvres hémorragiques à deux reprises. La première fois, pour quelque chose qui me semblait n'avoir rien à voir avec la fièvre d'Ebola. J'avais été sollicité par un ami anthropologue, le Pr Dutour, pour confirmer que les squelettes qu'il avait trouvés à Marseille lors du creusement d'un tunnel étaient bien ceux de morts de la Grande Peste de 1720. Les squelettes étaient parfaitement identifiés sur le plan historique et nous avons mis au point, pour la première fois au monde, une méthode de diagnostic des épidémies du passé en utilisant les restes de la pulpe dentaire, à l'intérieur de la dent, pour faire un diagnostic moléculaire.

J'ai réalisé ce travail avec mon collaborateur Michel Drancourt parce que nous avions la chance d'avoir un étudiant dentiste, Gérard Aboudharam, qui voulait faire un stage de recherche chez nous. Nous ne savions pas comment lui donner un sujet intermédiaire entre sa formation professionnelle et la recherche, nous avons choisi les dents. Cette stratégie d'utilisation de la pulpe dentaire pour le diagnostic génétique et le diagnostic des maladies infectieuses est maintenant pratiquée par tout le monde, mais nous avons été les premiers à la rapporter, en 1998. Pour nous, les choses étaient simples, nous sommes des spécialistes du diagnostic. Actuellement nous faisons 200 000 diagnostics moléculaires par an, y compris pour la plupart des pays développés : États-Unis, Italie, Angleterre, Israël compris.

L'identification des squelettes était parfaitement claire. Nous avions même le registre des morts de l'hôtel-Dieu de 1720 et nous avons publié ça dans un des meilleurs journaux du monde[7]. Cette découverte pour nous était purement technique. Nous savions déjà que la Grande Peste était due à *Yersina pestis*.

Ce travail a été confirmé ensuite car étant moi-même à l'époque président de l'université, un autre président d'université de Toulouse, le Pr Larrouy, m'a dit qu'il avait accès à un cimetière de catastrophes de Montpellier, parfaitement décrit, et qui contenait des squelettes de la Grande Peste du Moyen Âge dont les cas avaient été cliniquement décrits par Guy de Chauliac (médecin du pape à Avignon) comme possédant un symptôme absolument typique de la peste, c'est-à-dire le bubon. Nous avons confirmé ce deuxième travail scientifique. Ce qui fait qu'être président d'université m'a au moins apporté cette opportunité de réaliser un travail scientifique éclairant définitivement la cause

7. Drancourt M., Aboudharam G., Signoli M., Dutour O., Raoult D. *Detection of 400-year-old Yersinia pestis DNA in human dental pulp: an approach to the diagnosis of ancient septicemia. Proc. Natl Acad. Sci. USA*, octobre1998.

de la peste du Moyen Âge.

Ce travail allait entrer en conflit avec des best-sellers qui circulaient aux États-Unis et en Angleterre et que je ne connaissais pas. Aux États-Unis, des projets scientifiques importants prenaient comme hypothèse que la Grande Peste du Moyen Âge n'était pas du tout la peste mais une fièvre hémorragique. La raison de cette hypothèse était que les gens avaient confondu la Peste noire et la maladie hémorragique qui donne la peau noire. Alors que le terme « Peste noire » est apparu plus d'un siècle après la Grande Peste du Moyen Âge, pour définir son caractère sombre et terrible. Ces gens ignoraient bien entendu les descriptions cliniques faites à l'époque, en particulier celles faites en France. La deuxième raison était que, et sur ce point c'était une question intéressante, les rats qui étaient à la source de la peste n'existaient pas dans le nord de l'Europe, qui a pourtant été frappé avec la même violence. C'était donc une question scientifique intéressante, mais une fois notre découverte réalisée, celle-ci a été remise en cause, d'autant qu'une équipe scientifique anglaise, non accoutumée au diagnostic, avait tenté de refaire notre travail sans succès. Leur échec, pensaient-ils, n'était en réalité pas un échec mais la preuve que nos résultats étaient faux. En dépit du fait que cinq ou six différentes équipes avec des prélèvements différents ont confirmé ensuite nos résultats, il a fallu dix-sept ans pour que notre découverte soit admise par tout le monde ! Signalons que Wikipédia, en particulier, rejetait nos résultats. D'une manière intéressante, une équipe allemande a publié par la suite dans le journal *Nature* le génome de la peste obtenu à partir d'une dent d'un pestiféré en présentant cela comme une nouveauté totale, sans citer aucune des 17 publications qui avaient été réalisées sur le thème et démontraient exactement la même chose. Les réseaux sociaux mettaient tous en cause l'existence même de la peste due à *Yersina pestis*, pour préserver le mystère – le « suspense » ! – sur la cause de la Grande Peste du Moyen Âge, qui a tué 30 % de la population. La BBC est venue chez nous nous interviewer et a conclu que nous nous étions trompés et que la Grande Peste du Moyen Âge n'était pas due à *Yersina pestis*. Le débat est aujourd'hui clos, mais cela montre à quoi peut être exposée l'évidence scientifique. Nous étions déjà une des équipes les plus connues au monde sur le plan du diagnostic. L'évaluation anthropologique était sans contestation. Mais cette évaluation annihilait la peur d'une maladie dont on ignorait l'origine, et par là même empêchait de continuer à écrire des romans et à proposer des projets scientifiques sur un sujet qui n'en était plus un. Les partisans du suspense ont temporairement gagné...

*

Lors de la dernière folie Ebola liée à l'épidémie en Guinée Conakry, nous avons pu constater que la peur d'Ebola avait atteint des dimensions effrayantes. Le fait qu'il y ait eu une infection de laboratoire par un de ces virus de fièvre hémorragique (Marburg) et qu'il n'y ait pas de traitement connu pour Ebola impose que la propagation de ce virus soit réalisée dans des conditions de très grande sécurité. Parmi les laboratoires de sécurité, nous avons des laboratoires de type P3. Nous avons actuellement 1 600 mètres carrés de laboratoires P3, dont certains sont dits P3 +, qui sont isolés à l'intérieur d'immenses laboratoires et dans lesquels les gens travaillent avec des « scaphandres ». Les précautions sont telles que les risques sont inexistants. Quoi qu'il en soit, les laboratoires P4, qui sont des laboratoires supérieurs, empêchent théoriquement toute source possible de contamination à partir des manipulations du laboratoire. Je pense que les laboratoires P4, pour propager les virus, faire des modèles expérimentaux ou de la production de masse pour tenter des vaccins sont parfaitement justifiés. Mais pour l'isolement, les laboratoires P3 + sont très largement suffisants. Par ailleurs, l'Administration terrifiée s'est emparée de la peur des virus de fièvres hémorragiques pour accumuler les réglementations. Ainsi, comme je l'ai dit précédemment, nous n'avons plus le droit d'avoir de l'ADN ou de l'ARN de ces virus considérés comme extrêmement dangereux. Ce qui veut dire qu'on ne peut plus faire les tests. Par ailleurs, la décontamination de ces virus comme le virus ARN est assez facile. En réalité, il existe des tests qui sont commercialisés en Allemagne, mais personne n'a le droit de les faire à cause de ce risque. Il faut donc tout envoyer au P4. Il y avait à l'époque un laboratoire P4 à Lyon, et donc pour les diagnostics vous deviez envoyer le prélèvement à Lyon et vous attendiez le résultat avec le malade (traité comme un pestiféré du Moyen Âge malgré l'absence de risque de transmission). Ensuite, l'Europe en a rajouté une couche, disant que les examens de base du patient, qui consistent à vérifier ses globules rouges et ses globules blancs, regarder s'il a des facteurs de saignement, s'il a une atteinte hépatique ou s'il doit être perfusé, tous ces examens devaient être réalisés en P4. C'est-à-dire que le soin en soi en était devenu impossible. Ainsi, en Europe, les premiers patients suspects de maladie d'Ebola ne purent être traités qu'à Hambourg.

Nous avons eu l'expérience de ce genre d'incongruité en plein été, avec un malheureux Africain qui revenait de Guinée à Toulon, avec sa femme qui avait le paludisme. Le premier prélèvement effectué montrait qu'elle avait effectivement cette maladie. Puis la question terrible s'est posée concernant cette patiente qui n'avait qu'une fièvre et un paludisme, de savoir s'il s'agissait d'Ebola. La situation est alors devenue dramatique car seuls quelques centres spécialisés en France ont le droit de faire des prises de sang à des patients suspects d'Ebola. En dépit du fait qu'on ait avant ça fait des prises de sang sans problème aux mêmes patients. Cela n'était plus possible, il nous fallait transférer à Marseille, avec des équipements de cosmonaute, cette malheureuse qui parlait mal le français et son mari qui ne le comprenait pas, pour faire cette prise de sang. Mais cette prise de sang, bien que nous ayons tous les réactifs pour pouvoir faire le diagnostic, nous n'avions pas le droit de la tester. Il fallait envoyer le sang à Lyon, au P4. Ce n'était pas facile, nous étions au mois d'août, au moment du grand chassé-croisé des vacanciers sur les routes, avec des encombrements de plusieurs centaines de kilomètres. La préfecture a décidé d'envoyer un hélicoptère. L'hélicoptère n'a pas pu décoller car des orages terribles l'en empêchaient. Finalement, tout ce monde est parti en voiture pour revenir avec des résultats... négatifs !

Très rapidement, en effet, la Direction générale de la Santé avait fait prendre une décision permettant de faire dans des laboratoires P3, dont nous sommes équipés, les examens de sang de routine, mais toutefois pas le diagnostic lui-même. Pour aider nos amis Maliens qui commençaient à avoir des cas d'Ebola passant la frontière, nous avons envoyé une hotte pour manipuler sans danger un appareil à faire le diagnostic, et un kit. Ce à quoi s'est formellement opposée l'OMS, considérant qu'il y avait dans cette situation critique une contre-indication absolument déraisonnable. Ainsi les gens qui étaient complètement dans l'est de la Guinée, d'où il faut plusieurs heures pour rejoindre Conakry et avoir accès au test, étaient privés de ce test, alors que tout était disponible pour le faire.

La peur n'est pas que virtuelle, elle peut tuer des gens. L'histoire d'Ebola m'a convaincu que le plus dangereux dans ces épidémies limitées était la peur qu'elles généraient. Dans cette histoire, tout le monde semble oublier un phénomène majeur sur lequel je reviendrai : la plupart de ces maladies émergentes sont des zoonoses (transmissibles des animaux à l'homme), et quand elles sont transmissibles de manière interhumaine, elles correspondent bien sûr à des mœurs du moment et à un écosystème particulier, c'est-à-dire que la chance pour un virus de devenir pandémique est extrêmement faible. Toutefois, le pouvoir de terreur des fièvres hémorragiques n'est plus à démontrer, encore qu'il semble que ce pouvoir commence à s'étioler et que ces fièvres fassent moins peur. Pourquoi ? Parce qu'elles sont remplacées par de nouvelles peurs, plus récentes.

– 5 –

Les infections respiratoires
Le SARS : une panique disproportionnée. Et la grippe : une grande méconnaissance du traitement adéquat

Le SARS

Alors que mon rapport circulait au ministère en 2003 avant d'être accepté du bout des lèvres, le SARS est apparu. Le SARS[8] (syndrome respiratoire aigu sévère) est dû à un nouveau virus, un coronavirus. Affolement général et retour sur mon rapport qui disait que, parmi les dangers importants, celui de

8. L'acronyme SARS vient de l'anglais *Severe Acute Respiratory Syndrome*.

voir apparaître un nouveau virus respiratoire ou un variant de la grippe plus contagieux et plus sévère était un des risques majeurs auxquels nous devrions nous préparer. Dans un monde où l'on adore les prophéties, cela m'a réhabilité aux yeux des membres du cabinet du ministre. J'apparaissais alors comme un possible prophète.

Le SARS a déclenché une panique disproportionnée pour une maladie qui est apparue sans qu'on comprenne pourquoi et qui a disparu en août 2003 sans qu'on sache pour quelles raisons. Peut-être cette maladie n'était-elle que saisonnière. Elle a touché relativement peu de gens, car au total, sur la surface de la Terre, à peu près 800 personnes en sont mortes, alors que la mortalité annuelle due à des infections respiratoires virales et bactériennes de l'époque se situait entre 4 et 5 millions. Le SARS a fait l'objet d'une quantité d'études, d'un projet de vaccin dont je reparlerai, et d'une production considérable de publications scientifiques, y compris dans les meilleurs journaux.

Il reste néanmoins des points très obscurs qu'a révélés le SARS. D'une part, le fait que le taux de transmission utilisé par tous les épidémiologistes et les gens qui font de la modélisation n'a strictement aucun sens. Les humains ne transmettent pas mécaniquement avec un rythme répété le virus à leur environnement. Nous savons maintenant que les enfants transmettent beaucoup plus d'infections respiratoires que les adultes du fait que le nombre de virus présents dans leur expectoration est plus important que chez ces derniers. Nous savons aussi que les enfants se transmettent plus que les adultes les infections entre eux car leurs interactions sociales et physiques ne sont pas de même nature. Ils se mouchent, s'embrassent, se touchent et ont des contacts en collectivité très nombreux. Ensuite, nous savons qu'il y a de super contaminateurs – ceux que l'on appelle en anglais les *superspreaders* – qui sont capables de contaminer beaucoup plus que les autres. On estime que dans l'hôtel de Hong Kong d'où a commencé la diffusion du SARS hors de Chine il y a eu un *superspreader* qui a contaminé près de 100 personnes. La manière dont il les a contaminées n'est pas très claire, car des années après il a été démontré que certaines personnes contaminées vivaient jusqu'à 100 mètres de l'hôtel en question, ne s'étaient pas rendues dans cet hôtel et n'avaient eu aucun contact direct avec ses clients[9]. La transmission de ce virus reste donc mystérieuse... Or celui-ci a laissé un souvenir particulièrement fort, dont on voit la conséquence actuellement avec la panique mondiale provoquée par le coronavirus de Chine. Rappelons toutefois que le SARS est apparu brutalement (c'est un virus de chauve-souris) et a disparu tout aussi brutalement !

La grippe : une crainte justifiée mais une grande ignorance du traitement adéquat

La grippe a aussi laissé un très mauvais souvenir au XXe siècle car la grippe dite

9. (Yu I.T., Qiu H., Tse L.A., Wong T.W. *Severe acute respiratory syndrome beyond Amoy, Gardens : completing the incomplete legacy. Clin. Infect. Dis.* ; 58(5):683(6), mars 2014.

« espagnole » (en réalité née aux États-Unis en 1917) a tué un grand nombre de personnes. Souvent des hommes jeunes, en particulier des soldats. On estime qu'elle a pu faire 40 millions de morts de par le monde.

La raison de la gravité initiale de la grippe espagnole n'est pas identifiée, en revanche on sait, mais seulement depuis 2008 par l'analyse des autopsies conservées aux États-Unis, (ce que confirme l'analyse des documents de l'époque), que 97 % des victimes sont mortes à la suite d'une surinfection bactérienne. Autant dire que depuis 2008, on sait parfaitement qu'une grippe isolée ne peut pas tuer comme la grippe espagnole, car nous avons des antibiotiques efficaces sur les bactéries de surinfection de cette pathologie qui sont : le pneumocoque (contre lequel nous avons un vaccin), le streptocoque, *Haemophilus influenzae*, et le staphylocoque doré. Ce sont d'ailleurs les mêmes bactéries qui tuent le plus souvent dans les rougeoles graves que l'on observe surtout dans les pays les plus pauvres du fait de l'absence d'accès aux soins et aux antibiotiques.

Quoi qu'il en soit, la grippe reste un élément majeur de crainte, qui est justifiée, compte tenu de la variabilité du virus de cette affection. C'est ce qui explique pourquoi la fabrication du vaccin est remise en cause annuellement et que celui-ci contient un mélange des derniers virus circulants avant sa mise en place. Et ce vaccin a une efficacité variable d'année en année en fonction des virus circulants, qui ne sont pas toujours ceux que l'on a envisagés.

Mais ce qui est appréciable, c'est que la lutte contre la grippe prend maintenant un tour intéressant : les pays qui ont la stratégie la plus dynamique en termes de vaccination ont compris que les vecteurs de cette maladie sont les très jeunes enfants vivant en collectivité, qui sont aussi les meilleurs récepteurs à la vaccination. Vacciner les enfants dès le début de leur vie sociale permettrait de les protéger (il y a encore tous les ans des morts chez les très jeunes enfants à cause de la grippe) et permettrait aussi de préserver leur entourage. En effet, le vaccin tel qu'il est prescrit par exemple en France est souvent inefficace car avec le temps qui passe, chez l'Homme, chaque décennie est associée à une baisse d'efficacité vaccinale très importante, et en pratique, après 70 ans, le vaccin marche de moins en moins. Donc pour protéger les sujets âgés il faut vacciner les enfants petits. Cela a d'ailleurs été prouvé au Japon, où l'abandon de la politique de vaccination systématique des enfants lors de leur entrée à l'école a été accompagné d'une augmentation considérable des grippes chez les sujets âgés. L'Angleterre et les États-Unis recommandent cette vaccination chez les enfants, mais en France personne n'en parle. L'efficacité de la prévention des infections bactériennes au cours de la grippe a aussi été mise en évidence par l'efficacité de la vaccination contre les pneumocoques dans les diagnostics de grippe sévère. En effet, les grippes sévères diagnostiquées sont souvent celles qui sont déjà surinfectées.

Notons aussi que le vaccin contre le virus de la grippe s'est fait pendant des années par inoculation d'œufs de poule embryonnés qui constituent un moyen extrêmement économique et efficace de production du virus. Cela a été la base de la vaccination pour le virus de la grippe que l'on observe chez les humains. Nous y reviendrons...

*

Le SARS a donc soulevé une peur considérable à laquelle a succédé l'épisode du chikungunya, et la peur de la grippe s'est intensifiée. J'avais écrit un premier ouvrage sur les maladies infectieuses publié chez Que sais-je en 1999[10], et j'ai été sollicité par l'éditeur de Lignes de Repères pour écrire un ouvrage sur les nouvelles maladies infectieuses[11]. Ce livre essayait de peser des risques relatifs liés à la grippe et aux autres maladies émergentes sans se laisser déborder par l'émotion ni par un optimisme excessif. Hélas, ce livre n'entrait pas dans la dynamique de la peur et de la résonance médiatique qui va avec : il

---

10. *Les Nouvelles Maladies infectieuses*, Presses universitaires de France.
11. *Les Nouveaux Risques infectieux, grippe aviaire, SARS et après ?*, Lignes de Repères, 2005.

n'a été vendu qu'à 2 000 exemplaires. Dans le même temps, un livre catastrophe paraissait – *Pandémie : la grande menace*[12] –, dont les auteurs étaient un collègue pour lequel j'avais beaucoup d'estime, le Pr François Bricaire, et un pneumologue. Le bandeau du livre annonçait de manière terrifiante : « La grippe demain en France. 500 000 morts ? » ce qui, effectivement, entrait beaucoup plus en résonance avec la peur panique et je pense que son succès a été incroyablement plus important que celui de mon ouvrage.

Lors de la promotion de mon livre, j'ai été invité sur un plateau de télévision où j'ai vécu un moment absolument surréaliste. Fred Vargas, une romancière que je ne connaissais pas, qui écrit des romans policiers très populaires, était sur le plateau avec nous pour défendre un costume cocasse utilisé par les médecins pendant la peste du Moyen Âge, qu'elle recommandait contre la grippe. Je crois savoir d'ailleurs qu'elle a convaincu, au plus haut niveau, d'acheter quelques-uns

---

12. De Jean-Philippe Derenne, François Bricaire, Fayard, 2005.

de ces équipements, sortes d'imperméables K-Way, destinés à nous protéger du virus. Je reconnais que c'est là une scène qui m'a laissé un souvenir particulier.

Quoi qu'il en soit, cette grande peur de la grippe n'avait pas plus de sens que cela, car la prise en charge médicale et les antibiotiques permettent de penser que le genre d'hécatombes qu'elle provoquait jadis n'arrivera plus. Par ailleurs, au cours de ces dernières années, les réanimateurs ont développé un système qui permet de survivre en attendant que les tissus se réparent grâce à la circulation extracorporelle mise en place pour des opérations cardiaques qui a sauvé une quantité importante de gens. Autant dire que les moyens médicaux actuels permettent de sauver des personnes qui mouraient il n'y a pas longtemps ou qui meurent encore dans les pays qui n'ont pas ces moyens ni ce niveau d'équipements.

Il n'empêche que tous ces témoignages anxiogènes préparaient une atmosphère de drame regrettable.

– 6 –

La grippe aviaire : une maladie fantasmatique

Pour comprendre l'émotion qui a saisi le monde avec la peur de la grippe aviaire, il faut remettre un peu en place les mécanismes d'évolution du virus de la grippe. Les virus de la grippe, et notamment le plus commun, le virus A, ont deux protéines majeures : l'hémagglutinine, qui détermine un type appelé H, et une autre protéine, la neuraminidase, qui détermine la dénomination N. Ainsi, le premier virus identifié, celui de la grippe espagnole, a été appelé le H1N1 et les autres virus présentant des variations de ces deux protéines ont petit à petit eu une dénomination chiffrée.

Le virus de la grippe présente une particularité : il s'agit d'un virus à ARN (au lieu de l'ADN), c'est-à-dire très variable. Par ailleurs, c'est un virus segmenté et parmi les sept segments qu'il comporte, des réarrangements peuvent se faire pour créer des mosaïques virales. Ce qui explique sa grande variabilité. Les virus se développent plus particulièrement dans la volaille, chez les oiseaux, et les concentrations industrielles de volaille, en particulier en Asie, créent des conditions idéales pour le réassortiment de différents virus qui pourront donner des épidémies considérables (on les appelle épizooties) chez les animaux.

Habituellement, ces virus sont relativement spécifiques des oiseaux, mais de temps en temps ils peuvent infecter un autre animal, voire un humain, mais dans ce dernier cas, en général, la maladie ne devient pas transmissible aux autres humains. La situation est différente quand un homme est infecté à partir d'un animal. On parle alors de zoonose. Ainsi, les virus des oiseaux peuvent infecter des porcs qui vivent souvent avec eux en Extrême-Orient. Et chez les porcs, le réassortiment des virus peut créer un nouveau virus qui devient transmissible aux autres porcs. Or le saut du virus du porc à l'Homme est beaucoup plus fréquent et beaucoup plus facile que le saut direct des oiseaux à l'Homme. Ainsi, fréquemment, les mutants grippaux importants ont eu ce passage oiseau-recombinaison chez les porcs-transmission à l'Homme, chez qui ils deviennent transmissibles aux autres hommes. Ce phénomène s'est produit et se reproduira certainement.

En 2004, une souche virale apparaît avec une très grande sévérité chez les oiseaux, qui sera identifiée comme étant H5N1. Cette souche va se répandre à une très grande vitesse dans le monde, d'autant que certains oiseaux migrateurs peuvent en être porteurs sans représenter une véritable pathologie. Parmi eux, les canards.

Cette épidémie chez les oiseaux va déclencher une folie, en partie parce que tout le monde s'attendait à une catastrophe liée à cette grippe, en partie parce que les spécialistes de cette grippe chez les oiseaux étaient plutôt des vétérinaires, qui n'ont pas la même vision que les médecins de la barrière des espèces, c'est-à-dire de la capacité des virus à passer des oiseaux à l'Homme, et enfin parce que tout ça s'appuyait sur des modèles expérimentaux, susceptibles de répondre oui à n'importe quelle réponse que l'on veut bien poser. Sur ce dernier point, l'OMS craque souvent et finit de mettre le feu à la planète.

En réalité, la grippe aviaire, jusqu'en 2008, tuera dans le monde moins de 250 personnes, essentiellement en Asie, dans les pays développés et aucun en France, bien entendu. Mais la grippe aviaire aura suffi à terrifier tout le monde, y compris les plus hauts responsables européens. Or pallier cette peur pose par ailleurs un vrai problème car ce virus tue les oiseaux, en particulier les poulets et les embryons dans les œufs. Donc, on ne peut pas fabriquer le vaccin habituel contre la grippe en utilisant les œufs embryonnés. Il va falloir trouver un système alternatif. Ce système alternatif pour créer des vaccins doit être financé par les services publics car le marché des vaccins est entièrement captif de la décision politique. Aucun laboratoire ne peut s'engager à faire des vaccins s'il n'a pas la garantie que ceux-ci vont être achetés ou recommandés par les services publics. En particulier en France, où recommandation signifie remboursement. Afin d'obtenir un tel virus en quantité suffisante pour pouvoir vacciner et procurer une immunisation il faut le cultiver, non pas sur les œufs embryonnaires, mais sur des cultures cellulaires dont le rendement est infiniment plus faible et le coût beaucoup plus élevé. Par ailleurs, il est peu immunisant chez l'Homme et cela amène, dans la prévision de la grippe aviaire, à fabriquer des vaccins très chers, à utiliser des adjuvants pour augmenter leur force comme vaccins (ce sont ces adjuvants qui sont douloureux dans le vaccin contre H1N1) et il faut faire deux injections pour avoir une efficacité alors que le vaccin contre la grippe ne comporte qu'une injection.

Ainsi, parmi toutes les maladies fantasmatiques, la grippe aviaire aura quand même été une des plus exceptionnelles, car il n'y aura pas eu de morts en Europe, mais on aura financé pour les Français un vaccin totalement inutile contre une maladie qui n'existe pas chez l'Homme. Par ailleurs, utiliser comme vaccin une souche qui n'était pas susceptible d'être transmissible à l'Homme pour protéger d'une souche qui, elle, le serait devenue, et donc différente, est basé sur un contresens scientifique qui laisse rêveur.

Outre le vaccin, cette fausse alerte, dans laquelle l'ancienne directrice de l'OMS, Margaret Chan, avait joué un rôle important, va marquer cette organisation mondiale d'une manière extrêmement claire, et l'OMS va devenir le pyromane de la planète sur les épidémies. Entrant en résonance avec les peurs actuelles, et suscitant une attention dont elle ne bénéficiait pas jusqu'à ce moment, l'OMS pourrait ainsi, éventuellement, faire des appels de fonds, ce qui permettrait de continuer de faire marcher cette institution qui n'est pas composée d'experts mais de représentants de toutes les nations du monde. Toutes les institutions de recherche y participeront, bien sûr, pour profiter de la manne financière.

*

H7N9 est le nouveau virus terrifiant des oiseaux, rapporté en 2013 en Chine. Là aussi on a assisté, au départ, à une dramatisation extrême concernant ce virus chez les oiseaux qui n'avait pourtant jusqu'ici jamais dépassé le stade de zoonose, c'est-à-dire d'une transmission directe à partir des oiseaux. Cet épisode a commencé au printemps et a disparu extrêmement rapidement. Les patients atteints furent essentiellement ceux qui vivaient dans des fermes de poulets ou en avaient visité. Quelques cas vont réapparaître en Chine à la fin de l'automne 2016. Au total, il est considéré qu'en tout, 350 personnes sont mortes de H5N1 et 250 de H7N9, aucune dans les pays développés, ni en Europe ni aux États-Unis. Là encore les cas sont restés limités à l'Extrême-Orient.

Ces deux épisodes illustrent plusieurs choses. La première est que les conditions d'élevage des oiseaux avec des concentrations considérables favorisent l'émergence de maladies épidémiques (épizooties), et que la multiplication de ces élevages à très haut niveau risque d'entraîner l'apparition de nouvelles zoonoses. Ainsi, les nouvelles maladies apparaissent très fréquemment dans les collectivités d'animaux qui vivent en très grande densité et en très grand nombre. C'est le cas des poules et des porcs en Asie et en Europe. Et c'est le cas, à l'état sauvage, des rongeurs et des chauves-souris qui peuvent vivre au sein de colonies de plusieurs milliers d'individus dans une seule grotte. Cela explique, en Europe, des épidémies humaines de clones bactériens d'*Escherichia coli*, de staphylocoque doré et d'entérocoques développés chez les poules et les porcs ! Dans ces conditions, la même cible pour le virus et la densité animale favorisent le développement des épidémies.

Ce que montrent aussi les grippes aviaires, c'est l'emballement de l'OMS et des médias à propos d'une maladie qui aurait pu devenir commune et qui ne l'a pas été car elle n'est jamais devenue transmissible entre les humains. Sans compter le ridicule a posteriori, quand on mesure la panique provoquée et les dépenses spécifiques pour préparer l'humanité à un désastre prédit par des gens qui modélisaient une catastrophe annoncée, devenue dérisoire si l'on compare les 500 morts des deux grippes aviaires aux 4 à 5 millions de morts par infections respiratoires qui se sont produites chaque année pendant les quinze ans d'alerte à la grippe aviaire. Là-dessus se sont greffées les émotions d'un certain nombre de responsables qui sont passés (ce que j'ai vu) de la négation de la catastrophe au sentiment de devoir sauver l'humanité de l'Apocalypse. Ces responsables ne semblent pas toujours avoir des réactions en adéquation avec la réalité. Enfin, tout est bon pour développer la recherche financée à très haut niveau par l'Europe et l'Institut de recherche américain. Tous les experts de ce domaine vont adhérer à l'idée que c'est un enjeu terrible, que les États doivent financer la recherche, plus le développement de vaccins, plus la découverte de médicaments, plus le tirage et l'Audimat des journaux scientifiques. Tout cela constitue un ensemble qui finit par devenir incontrôlable. Outre le déséquilibre économique considérable que cela a entraîné, cela va avoir des conséquences très importantes, au moins en France, sur la stratégie vaccinale face à une nouvelle maladie, réelle cette fois : la vraie grippe H1N1.

– 7 –

La crise H1N1

Après la grippe aviaire, la résurgence de la mémoire de la grippe espagnole et les livres catastrophes qui se sont ensuivis, le monde était prêt pour une nouvelle crise, celle de la grippe H1N1. Il y a deux types de grippe : A et B. Parmi les A, H1N1 ne circulait plus depuis la grippe espagnole. L'épidémie a commencé au Mexique par un épisode de grippe avec un variant, H1N1, qu'on croyait disparu depuis longtemps (celui qui circule le plus est H3N2). Comme d'habitude, les premiers cas repérés sont mortels, la mortalité affichée est énorme au départ, et la source apparaît : le cochon. Aussi commencera-t-on par l'appeler grippe porcine, ou grippe mexicaine. D'une manière intéressante, elle commence à se développer au printemps et en été, ce qui n'est pas ordinaire, mais ça arrive avec les pandémies, pour des raisons qui sont totalement inconnues. Ainsi, la grippe espagnole a commencé en été (1918-1919), la grippe de Hong Kong aussi (en 1968). Ce furent les deux plus meurtrières des épidémies de grippe.

Tout le monde est donc prêt au combat contre cette nouvelle grippe. Osterhaus, qui est un immense chercheur en virologie, mais vétérinaire, et qui faisait confiance aux modèles expérimentaux (parce que nul n'est parfait) montre que le virus de la grippe porcine a une pathogénicité intermédiaire entre celle du « grand » virus de la grippe espagnole et celle des virus ordinaires circulants. La mortalité d'un modèle expérimental du furet valide que la mortalité devrait être plus importante, car il y a une atteinte des poumons (plus que des bronches). Cela va entraîner une vision cataclysmique de la nouvelle grippe.

En France, le président de la République prend en main les choses directement, assisté de Roselyne Bachelot, ministre de la Santé avant d'être animatrice de radio. Le Pr Zattara, au Conseil de l'ordre, me demande rapidement d'écrire un mot pour le journal de ce Conseil, et compte tenu de ce que l'on sait à ce moment-là (on sait déjà que les gens qui avaient la grippe espagnole sont morts de surinfection bactérienne), j'écris un article conseillant la vaccination contre le pneumocoque, à tous les âges, pour éviter les surinfections bactériennes, et la prescription d'antibiotiques dans les formes sévères. Je suggère aussi qu'on s'appuie sur les médecins généralistes pour généraliser la vaccination. Mon mot dans le bulletin du Conseil de l'ordre entraînera une rupture des stocks de vaccins contre le pneumocoque ! Toutefois l'État va gérer l'épidémie comme une guerre mais sans soldats, ce qui est difficile, et ressemble plus à un jeu vidéo qu'à la réalité.

En pratique, l'État va se passer des médecins généralistes pour lutter contre la grippe, ce qui était vraiment une première ! Par ailleurs la folie de la grippe aviaire avait fait se développer des stratégies vaccinales totalement inadéquates pour le virus circulant, qui était un virus de grippe humain relativement banal. Celui-ci pouvait parfaitement être cultivé sur des œufs embryonnés et produire ainsi rapidement des vaccins à bon marché. Nous sommes pourtant restés fixés sur la folie de la grippe aviaire dont c'est une conséquence. Comme il est dit dans la Bible, « les parents ont mangé des raisins trop verts et les enfants en ont les dents agacées ». Ici la folie de la grippe aviaire va provoquer une stratégie vaccinale appliquée ensuite à la grippe qui n'est pas fonctionnelle. Les vaccins vont être très chers, on va prévoir qu'il faut deux injections, ils sont douloureux du fait de l'adjuvant. Produits rapidement, ils sont stockés dans des ampoules de 10 unités et non présentés en dose individuelle. On considérera au plus haut niveau de l'État que les médecins sont incapables d'injecter des vaccins 10 par 10, en utilisant ces ampoules de 10 unités. Ainsi est-il décidé que cette vaccination généralisée se fera dans des lieux publics, sans la moindre stratégie de détection des porteurs éventuels. Dès juillet 2009, pourtant, est publié un article dans le *New England Journal of Medecine* qui montre qu'une injection vaccinale avec le vaccin traditionnel suffit largement : c'est une grippe humaine traditionnelle ! Il n'y a pas besoin de faire une deuxième injection. On identifie les femmes enceintes et les sujets obèses comme étant les personnes les plus à risque.

Dès le départ on a la surprise de voir qu'à la différence des grippes habituelles, les sujets jeunes sont plus atteints que les sujets âgés. J'ai essayé de contacter à ce sujet les gens que je connaissais dans l'environnement du ministère de la Santé et de la présidence et je me suis fait sévèrement rabrouer : on m'a expliqué qu'on savait très bien ce qu'il fallait faire. Celui qui m'a dit ça n'a jamais vu de maladies infectieuses ni d'épidémies de sa vie !

D'une manière intéressante, en France, le fait que ce vaccin nouveau avec cet adjuvant nouveau ne présente pas de recul fait que l'un des membres du Haut Conseil de la Santé publique dit qu'il ne faut pas vacciner les femmes enceintes, au nom du principe de précaution. Ce qui est quand même assez fort de café compte tenu du fait qu'elles constituent le groupe le plus à risque. La grippe est une des maladies les plus dangereuses, voire mortelles, chez les femmes enceintes, et celles-ci devraient être vaccinées en priorité. Cela montre que, dans une assemblée, il suffit parfois que quelqu'un parle avec autorité, et que les autres ne soient pas suffisamment compétents, pour que s'imposent des stratégies surréalistes. Il faudra un certain temps pour abandonner cette recommandation car il semble que personne, parmi les décideurs, n'ait une vision lucide de ce qu'est la connaissance à ce moment-là de la littérature scientifique. Or, au cours des risques épidémiques, le plus important est d'avoir une connaissance au jour le jour de la réalité non pas racontée dans des réunions officielles, mais rapportée par les gens qui travaillent réellement sur l'observation.

Pendant l'été nous continuons à avoir des cas, ce qui est tout à fait étonnant pour la grippe dans les pays tempérés. Rappelons qu'il n'y a que dans les pays tempérés que la grippe sévit pendant les mois froids, elle sévit toute l'année dans les pays chauds et plus encore pendant la saison des pluies, qui correspond à l'été dans la zone intertropicale. Personne ne sait réellement quelle est la cause de la variation saisonnière de la grippe ni des autres infections d'ailleurs. Les cas de grippe cette année-là pour H1N1 culminent en automne. Mais nous avons dès cette époque une notion très précise du danger de cette maladie et de sa fréquence pendant la saison froide. Nous redoutons le début de la saison froide en Europe car la grippe y sévit toujours plus. Et nous avions des analyses qui montraient que la Nouvelle-Zélande, qui est dans l'hémisphère Sud, venait de passer la saison froide et avait subi l'épidémie H1N1. Nous pouvions donc évaluer d'une manière raisonnable les besoins en termes de lits pour gérer cette épidémie de grippe. Pour une ville comme Marseille, par extrapolation par rapport aux besoins de la Nouvelle-Zélande, j'estimai que nous avions besoin de 10 lits dédiés à la grippe compte tenu de la durée de l'hospitalisation moyenne de cette pathologie, et de quelques lits de réanimation, en particulier avec les systèmes d'échange d'oxygène extracorporel qui sont le nouveau moyen de sauver les patients atteints des grippes les plus graves. En revanche l'État, toujours dans sa vision de guerre mondiale contre la grippe, a prévu pour Marseille 700 lits d'hospitalisation dans un hôpital réformé mais aucune solution intermédiaire. Ce fut un combat perdu ! En réalité nous n'avons jamais eu besoin de plus de 10 lits spécifiquement, mais 700 lits étaient prévus, et il était impossible d'expliquer que cela avait cessé d'être proportionné aux risques : c'était proportionné à une guerre nucléaire !

Par ailleurs, le fait d'exclure les médecins de la stratégie de prévention va amener une situation de rejet massif des généralistes. J'ai pensé que je devais faire (alors que je n'en faisais plus depuis longtemps) des enseignements post-universitaires auprès des médecins généralistes à Marseille pour leur dire que, même s'ils étaient en colère contre les décisions politiques, il restait de leur devoir de couvrir le risque de grippe en conseillant la vaccination malgré leur irritation. Bien sûr, les 700 lits d'un ancien hôpital fermé réservés pour la grippe n'ont jamais été utilisés, et en particulier pour la grippe H1N1.

*

D'une manière extrêmement étrange, d'autres auteurs l'ont publié comme nous en Europe, les cas se sont arrêtés paradoxalement au début de la saison froide. C'est-à-dire juste avant Noël. Nous n'avons plus eu de cas de H1N1 pendant tout le reste de l'hiver de cette année d'affolement. Les épidémies se moquent de nos prévisions. Cette grippe est restée très mystérieuse comme le sont beaucoup de maladies infectieuses qui, étant des maladies d'écosystèmes complexes, multiparamétriques, ne peuvent faire l'objet ni de modèles mathématiques ni de prédictions très précises. Quoi qu'il en soit, l'énorme gaspillage lié à la commande de la double vaccination d'un vaccin très cher a fait l'objet d'un scandale ! J'ai eu l'occasion de m'en exprimer devant la commission sénatoriale. Nous savions depuis juillet qu'il n'était pas nécessaire d'avoir deux vaccins par personne. Cela a entraîné la sensation que l'État avait été manipulé par l'industrie pharmaceutique. Et cela a créé une défiance considérable contre les vaccins en général et contre la vaccination contre la grippe en particulier. Actuellement cette vaccination a diminué d'une façon significative. D'une manière intéressante, nous avions analysé l'adhésion du personnel aux propositions de vaccination antigrippale, comme nous avions l'habitude de le faire dans les hôpitaux de Marseille. Depuis des années, avec Michel Drancourt, nous vaccinions le personnel et c'est maintenant Christine Zandotti qui continue à le faire pour la grippe, en général en novembre. Nous avions dans l'ensemble une bonne adhésion des médecins (sauf d'une manière étrange les immunologistes), une bonne adhésion des infirmières, et une adhésion plus modeste des aides-soignantes et du personnel qui n'est pas directement dans le soin. La plus mauvaise campagne de vaccination que nous ayons eu à réaliser est celle de l'épisode de H1N1, durant lequel nous avons pu observer dans le personnel de soins un rejet massif, que nous n'avons pas encore complètement réussi à rattraper. Si les erreurs politiques de gestion ont des conséquences qui ne sont pas négligeables, quand on se trompe cela se paye pendant longtemps, même si les acteurs qui se sont trompés ne sont plus là. Une partie de la défiance vaccinale des Français est née de deux épisodes : celui de Bernard Kouchner arrêtant la vaccination contre l'hépatite B sur le conseil d'Olivier Lyon Caen, et celui de la vaccination dans les stades contre H1N1[13].

Ensuite, pour les vaccinations, il est intéressant d'observer la corrélation entre la source d'information et l'acceptation de la vaccination. Les gens qui lisaient les journaux médicaux étaient majoritairement pour la

13. Didier Raoult et Olivia Recasens, *La Vérité sur les vaccins*, Michel Lafon, 2018.

vaccination. Les gens qui cherchaient leur information essentiellement sur les réseaux sociaux étaient majoritairement contre. Cela aussi a été publié. Enfin les effets secondaires de cette nouvelle vaccination n'étaient pas tous connus. Les risques présumés, en particulier les atteintes neurologiques banales, ne se sont pas confirmés. Les gens avaient peur d'une paralysie qui s'appelle la maladie de Guillain-Barré. Or a posteriori il a été montré que les gens non vaccinés avaient fait plus de grippes, et donc plus de Guillain-Barré, que les gens qui avaient été vaccinés.

En revanche est apparue une nouvelle maladie qui a vraiment été liée à ce nouveau vaccin, une maladie très rare, qui s'appelle la narcolepsie. Ceux qui en sont atteints s'endorment spontanément. Cette maladie n'avait jamais été reliée à un vaccin jusqu'alors, elle a été découverte par un médecin finlandais. Comme souvent, les découvertes sont faites par des individus curieux, plus que par des masses. Ou grâce à des observations d'éléments anormaux ou exceptionnels.

En revanche, l'emballement déraisonnable des institutions ou des individus, appelé l'*hubris* chez les Grecs, est typique de notre époque où manque ce qu'on appelait « le calme des vieilles troupes ». C'est-à-dire les gens qui sont accoutumés à ce genre de situations, qui les prennent au sérieux mais sans perdre leur calme. Tout le monde observe donc les dirigeants pour voir s'ils prennent ça au sérieux, pour savoir s'ils ne sont pas affolés, car la peur est extrêmement contagieuse. Et encore une fois, en ce qui concerne la grippe H1N1, dans les débuts de l'épidémie, la peur a été plus dangereuse que tout autre chose.

Enfin un phénomène étrange s'est produit avec cette épidémie : les sujets âgés de plus de 60 ans n'ont pas ou presque pas fait de grippe, ce qui explique qu'elle ait eu une mortalité relativement faible (quand même entre 100 000 et 300 000 morts, ce qui n'a rien à voir avec les zoonoses qui ont effrayé le monde). Toutefois cette mortalité n'a pas été supérieure à celle des autres épidémies de grippe habituelles. L'absence d'atteinte des sujets de plus de 60 ans est peut-être liée au fait qu'avait circulé dans les années 1970 un virus H1N1 provenant de Russie, qui aurait immunisé les jeunes de l'époque et cette mémoire immunitaire a protégé les sujets de plus de 60 ans de ce nouveau virus, qui n'était pas entièrement nouveau finalement. Ces personnes avaient en quelque sorte reçu une vaccination naturelle. Le vaccin, en 1978-1979, contenait d'ailleurs ce virus.

– 8 –

Les coronavirus

Les coronavirus (du latin *corona*) sont une très large famille de virus qui doivent leur nom au fait qu'ils semblent dotés d'une couronne. Ce sont des virus très répandus qui atteignent aussi bien les oiseaux que les mammifères, et certains d'entre eux ont une transmission interhumaine. Ces derniers sont fréquents, tuent de temps en temps, mais sont complètement ignorés de la presse et de la plupart des autorités sanitaires du monde. Ce qui est vraiment étrange, car les coronavirus constituent la troisième cause d'infection respiratoire virale. Ces virus ont la particularité d'être les plus grands des virus à ARN, et présentent donc de fréquentes mutations. Ce sont des virus qui chez l'Homme ont longtemps été connus comme donnant des infections respiratoires hautes – surtout des bronchites – et des diarrhées. Le diagnostic se réalisait au microscope électronique du fait de leur forme particulière de grands virus à couronne.

Leur histoire commence en 1965 lorsque Tyrrel et Bynoe identifient un virus obtenu chez un enfant présentant un rhume. Ce virus a été appelé 229E. À peine plus tard, Macintosh, à l'occasion d'un prélèvement respiratoire, trouve un autre virus très proche qui, lui, s'appellera OC43, et peu de temps après le nom coronavirus va être choisi pour nommer cette famille. Ils sont donc connus depuis 1967, mais leur diagnostic était rendu difficile par le fait que seule la culture permettait de le faire. C'est seulement au moment des diagnostics moléculaires, récemment, que leur place réelle a pu commencer à être évaluée.

Après cette époque, de nombreux coronavirus ont été retrouvés chez différents animaux. Le troisième à être découvert dans une pathologie humaine était le virus du SARS identifié en 2003 et qui, nous l'avons vu, aurait causé 880 morts avant de s'arrêter brutalement à l'été 2003 sans jamais plus réapparaître. Deux nouveaux virus respiratoires de la famille des coronavirus furent trouvés en 2004, NL63 et HKU1. Ces virus ou des virus proches ont été ensuite isolés chez des animaux. Le coronavirus d'Arabie Saoudite, MERS-corona, a été trouvé en 2012 quand un patient a été hospitalisé à Djeddah : un prélèvement envoyé à Osterhaus a permis d'isoler ce nouveau coronavirus. Et enfin le coronavirus de Chine a été isolé en 2019. C'est donc une large famille.

Le SARS, le MERS-corona et pour l'instant le coronavirus de Chine ne se sont pas implantés durablement comme maladies infectieuses humaines, tandis que les quatre premiers sont d'une grande banalité. Nous reviendrons sur ce phénomène car il semble que les quatre qui sont considérés comme banals ont tué ces dix dernières années beaucoup plus que les trois qui ont fait l'objet d'une immense peur dans le monde. Ainsi, nous l'avons vu, le SARS est resté essentiellement cantonné en Extrême-Orient, hormis une mystérieuse épidémie exportée à Toronto, liée à une personne voyageant depuis Hong Kong, et ayant transmis une maladie nosocomiale. Probablement là aussi s'agissait-il d'un « supertransmetteur ». À Toronto, les conditions de gestion mises en place après le début de l'épidémie (port de masques, de gants et de tenues) ont permis d'arrêter la transmission à l'intérieur des hôpitaux de la ville.

Concernant le MERS-coronavirus, là aussi une folie a pris le monde avec le risque de transmission de ce virus en dehors de son foyer initial. Il s'agit en réalité essentiellement d'une zoonose liée au chameau qui en est porteur. On ne sait pas pourquoi le chameau porteur donne des cas en Arabie Saoudite et pas dans les zones environnantes où les chameaux sont aussi porteurs du virus, mais cela laisse supposer qu'il existe un hôte intermédiaire. Après m'être rendu sur place, j'ai émis l'hypothèse que les babouins, qui sont extrêmement nombreux en Arabie Saoudite, qui fréquentent les chameaux et vivent en zone périurbaine au sein de bandes d'une taille tout à fait invraisemblable (plusieurs centaines d'animaux), ont peut-être été ces hôtes intermédiaires. Ces babouins, qui forment de véritables troupes, ont des mœurs des plus étonnantes : ils adoptent par exemple des chiens qui leur servent de chiens de garde ! Un phénomène tout à fait inconnu, et que je n'ai appris qu'en allant les prélever en Arabie Saoudite.

Moins anecdotique mais plus révélateur : nous avons mesuré, chez les pèlerins qui se rendaient à La Mecque, la possibilité, même épisodique, de gens porteurs de MERS-corona et tout ce que nous avons trouvé ce sont des porteurs de grippe. Il est intéressant d'ailleurs, comme étude, de regarder les pèlerins de La Mecque car ces gens viennent du monde entier. Ceux qui arrivent de pays où la grippe est déjà épidémique, en particulier l'Afrique de l'Ouest pendant l'été, peuvent transmettre l'infection à des personnes qui reviennent en France. Mais nous n'avons pas de cas secondaires chez nous car, pour des raisons mal comprises, les conditions climatiques sont essentielles à la transmission de la grippe en France : hors saison, pas d'épidémie. Quoi qu'il en soit, nous avons trouvé seulement des cas de grippe, d'infections respiratoires banales, et j'avais fait un éditorial qui s'appelait : "*From the Hajj : it's the flu, idiot*"[14] (« *Au retour du pèlerinage de La Mecque : c'est la grippe, idiot* »), reprenant la phrase de Bill Clinton pour dire que quand c'était compliqué et n'était pas arithmétique "*it's economy, idiot !*" (« C'est l'économie, imbécile ! ») Cet éditorial m'a valu des critiques très amères de collègues qui se sentaient visés car ils étaient pris dans la théorie de la mondialisation du MERS-corona. Or le MERS-corona est resté là où il était né, et la seule épidémie secondaire que nous ayons pu constater a sévi en Corée du Sud, où il y a eu plusieurs cas hospitaliers.

---

14. Raoult D., Charrel R., Gautret P., Parola P., *From the Hajj: it's the flu, idiot. Clin. Microbiol. Infect.*, 20 janvier 2014.

Là aussi, la raison pour laquelle la maladie s'est transmise et a été contagieuse est restée inexpliquée. Et puis ça s'est arrêté. Le nombre de cas de MERS-corona, qui semble être une maladie endémique en réalité liée aux chameaux, diminue de façon régulière, en particulier depuis que le personnel de soin prend des précautions minimales pour éviter d'être contaminé. Il n'empêche que le monde entier a tremblé devant le MERS-corona, que l'OMS a mis le feu, et que le responsable de la Santé en Arabie Saoudite a été renvoyé après un procès public tenu dans les journaux scientifiques, y compris le journal américain *Science*, accusant l'Arabie Saoudite de ne pas ouvrir suffisamment ses frontières aux chercheurs sponsorisés par leur pays, et de cacher des informations. Il reste dans tous les aéroports du monde des affiches qui voisinent avec celles d'Ebola, sur le danger du MERS-coronavirus, ce qui ne manque pas de nous étonner, et l'on retrouve même celles de la grippe aviaire si le ménage n'a pas été fait sur les murs des aéroports. Cela devrait nous rappeler la disproportion entre les risques affirmés et les risques réels, et le danger des prédictions alarmistes.

À ce sujet, signalons que ces épisodes de fièvre auront amené certains pays, dont la Chine, à installer des portiques de détection de la température pour tester les patients présentant de la fièvre afin d'éviter que ceux-ci transmettent une maladie dans le pays dans lequel ils arrivent…

*

Le coronavirus chinois, lui, a fait son apparition en décembre 2019 à Wuhan où une épidémie de pneumonie a été mise en évidence. Nous reviendrons sur la stratégie d'équipement des Chinois depuis l'épidémie de SARS, qui leur a permis de découvrir ce virus, d'en tester la sensibilité aux anti-infectieux et de mettre au point des techniques de diagnostic dans un temps record. Quoi qu'il en soit, peut-être partant du marché aux animaux où se vendent toutes sortes de bêtes sauvages destinés à être mangées – dont des chauves-souris –, des pneumonies sont apparues, certaines graves, parfois mortelles, en particulier chez les sujets âgés ou porteurs de polypathologies.

La description de ce nouveau virus par la Chine a entraîné, comme on le sait, une hystérie mondiale en dépit du fait que très rapidement on ait identifié que la mortalité était moindre que celle annoncée au départ. C'est un phénomène général. Dans la plupart des cas, les nouvelles maladies se découvrent, en particulier au XXIe siècle, à partir d'un cas mortel ou d'un cas transmis au personnel de soins. Car il y a peu d'études systématiques sur les maladies banales. Pour découvrir une nouvelle maladie, il faut avoir soit un cas grave, soit un cas grave avec sa transmission au personnel soignant, et un laboratoire capable d'identifier des virus encore inconnus. Cette coïncidence entre ces éléments est ce qui permet la description des nouvelles maladies et c'est ce qui s'est passé à Wuhan. La mortalité initiale très élevée a rapidement été pondérée par la réalisation de tests de diagnostic comme c'est à chaque fois le cas. Les premiers cas semblent tous mortels car seules les formes très graves sont testées, et au fur et à mesure que le diagnostic s'étend, la proportion de morts ne cesse de diminuer. Ainsi, jusqu'en janvier 2020, tous les morts se trouvaient en Chine continentale à part un seul, la mortalité de la zone Wuhan était de 5,6 % et, en dehors de cette zone, elle était inférieure à 0,5 %. Cela signifie qu'elle rejoindra probablement la mortalité de la grippe qui est aux alentours de 0.1 %.

Concernant la contagion, elle est définie par le nombre de personnes infectées par la maladie. Et bien sûr, cette manière de représenter la transmission n'est pas raisonnable. C'est une façon de transformer en mathématiques des phénomènes extrêmement complexes qui n'est jamais lucide. Parmi les causes de transmission, il y a celle entre les êtres humains, mais tous les humains ne transmettent pas la maladie de la même manière. Certains sont des « *superspreaders* » ; les enfants sont plus contaminants, mais moins malades ; les sujets âgés sont plus sensibles, mais moins contaminants, à l'exception des immunodéprimés, qui ont des multiplications virales pouvant être plus importantes. Un de mes collaborateurs insiste sur le fait que l'une des différences entre les comportements en Chine et les comportements européens est que les Chinois ont l'habitude de cracher par terre, partout, ce qui frappe tous les Européens qui vont dans ce pays. Le risque que comportent les crachats à moto est probablement très important. Et il est possible que cela ait joué un rôle non négligeable dans la transmission du corona chinois, car dans les crachats se trouvent de nombreux virus ! Cette situation épidémiologique n'est donc peut-être pas reproductible en dehors de la Chine. Il faut toujours avoir à l'esprit que les maladies infectieuses sont des maladies d'écosystème. La vision pasteurienne, un microbe, un homme, point final, comme celle de Koch, sont des notions intéressantes mais elles datent du XIXe siècle, elles n'expliquent qu'une petite partie des choses. Il y a la variabilité des microbes, du nombre de microbes, de l'hôte, de la voie de transmission, même dans les maladies interhumaines. Ce qui fait qu'on ne peut pas étendre l'épidémiologie de ce que l'on voit dans un endroit au reste du monde. D'autant que le rôle des saisons et de la température reste inconnu dans ce domaine.

En tout cas, ces nouvelles infections virales font que les coronavirus sont en train de remplacer les fièvres hémorragiques dans l'imaginaire collectif. D'ailleurs, on voit combien la dernière épidémie d'Ebola est méprisée alors que ces épidémics avaient l'habitude de faire la une des journaux. La peste, le typhus et le choléra qui terrorisaient nos ancêtres sont méprisés de la même façon. Ces nouveaux coronavirus permettent de relancer l'angoisse liée aux épidémies tout en négligeant les vraies causes infectieuses qui continuent à persister.

Rappelons cependant que, malgré tous ces « drames » successifs autour des nouveaux virus respiratoires, la mortalité par infections respiratoires ne cesse de diminuer et que, selon les éléments que nous avons, les infections respiratoires bactériennes et virales qui étaient à l'origine de 4,5 millions de morts par an il y a encore trente ans, tuent actuellement 2,6 millions de personnes, soit une régression spectaculaire, due à l'amélioration des conditions d'hygiène, l'usage des antibiotiques qui permet de diminuer les surinfections mortelles, et la vaccination contre les pneumocoques des très jeunes enfants (qui protège aussi les personnes plus âgées). Au bout du compte, tous ces drames successifs se sont accompagnés d'une augmentation considérable de l'espérance de vie dont nous rappelons qu'elle atteint à présent 73 ans pour l'ensemble de la population mondiale. Il est à noter d'ailleurs que ces épidémies qui viennent d'Asie n'ont pas empêché l'Extrême-Orient d'atteindre la longévité la plus grande du monde. Ce sont les gens de Hong Kong qui vivent le plus longtemps. C'est en effet maintenant en Extrême-Orient que s'est déplacé le record de longévité alors qu'il était encore en Europe il y a vingt ans. Par ailleurs la vitesse de réaction des Chinois dans la gestion des épidémies a été stupéfiante, en particulier dans son évaluation des molécules anti-infectieuses. Ils ont pu rapidement montrer que la chloroquine, un des médicaments les plus prescrits au monde et les plus simples, est peut-être le meilleur traitement des coronavirus et la meilleure prévention[15]. Ce qui en ferait une des infections respiratoires les plus simples à prévenir et à traiter.

*

En tout cas, cette dernière épidémie, celle du coronavirus chinois, deviendra un autre modèle de distorsion.

C'est une maladie qui a sévi en Chine où 90% des cas ont eu lieu, et qui a fait moins de 4000 morts dans le monde au 5 mars 2020, avec une mortalité de 1,3% dans les pays de l'OCDE. Cette mortalité est comparable à celle des 4 coronavirus circulants (0,8%), qui, eux, sont associés partout dans le monde avec à peu près 10% des infections respiratoires qui tuent 2,6 millions de personnes

15. P. Colson, Rolain J.M., Raoult D., *Chloroquine for the* 2019 *novel coronavirus*. *IJAA*, février 2020.

par an. Ceci est à comparer à l'estimation faite en 2017 (année néfaste) de 68 000 morts par infections saisonnières respiratoires en France et aux 2.6 millions de morts par infections respiratoires en 2018 dans le monde.

Le risque que le coronavirus chinois change les statistiques de mortalité française ou mondiale est nul.

Il y a dans cette disproportion entre réalité et bruits plusieurs éléments : la peur des maladies nouvelles, l'intérêt des laboratoires qui vendent des antiviraux (Gilead a fait une progression boursière spectaculaire), l'intérêt de ceux qui produisent des vaccins par précaution (bien que l'on ne sache pas si la maladie sera encore là dans un an), de ceux qui sont heureux d'être sur un plateau de télévision comme experts virtuels, de ceux qui font de l'audimat sur la peur, et de ceux qui se voient en sauveurs providentiels. Cet évènement aura confirmé pour moi qu'il y a plus de vérités dans les réseaux sociaux et que la labellisation « fake news » est parfois l'arme désespérée de certains medias pour continuer à exister.

Une de mes vidéos a temporairement été étiquetée « fake news » par le détecteur du journal *Le Monde* ainsi que par le ministère de la Santé. J'avais diffusé l'information des autorités chinoises sur l'usage d'un médicament dont j'ai déjà parlé et que je connais bien (la chloroquine et son dérivé l'hydroxychloroquine), sur son efficacité dans les études préliminaires sur 100 cas, confirmée par une courte communication et par une conférence de presse du Pr Zhong, une autorité chinoise reconnue dans le monde entier. Cela a déclenché des réactions violentes, qui exigeaient que je retire ma communication, et j'ai même reçu des menaces anonymes pour lesquelles j'ai porté plainte.

Il est de plus en plus difficile de savoir de quoi on parle et nous avons créé un site d'information hebdomadaire sur Youtube intitulé « On a le droit d'être intelligent », dans le cadre de la défense des minorités opprimées.

Il y a 20 virus associés aux infections respiratoires – Adenovirus, Bocavirus, Cytomegalovirus, Enterovirus, Influenza A

H1N1, H3N2, Influenza B, Metapneumovirus, Parainfluenzae 1, 2, 3, 4, Parechovirus, Picornavirus, Rhinovirus, Virus respiratoire syncitiale, Coronavirus OC43, NL63, HKU1, E229 –, qui circulent dans le monde[16]. Peut-être que le coronavirus de Chine deviendra le vingt-et-unième, ni plus ni moins grave, peut-être disparaîtra-t-il momentanément (le coronavirus du SARS a disparu depuis 17 ans déjà) ou définitivement, peut-être restera-t-il limité à un écosystème spécifique (lié aux chameaux), comme le Coronavirus d'Arabie Saoudite (MERS corona). L'avenir nous le dira !

---

16. Didier Raoult, Alimuddin Zumla, Franco Locatelli, Giuseppe Ippolito and Guido Kroemer, *Coronavirus infections: Epidemiological, clinical and immunological features and hypotheses*.

– 9 –

Le virus Zika

Le virus Zika est un très bon exemple pour montrer combien il est difficile de convaincre les autorités médicales quand on est hors des circuits.

Didier Musso, un garçon qui avait fait son internat à Marseille et son assistanat avec Michel Drancourt et moi, était parti à Tahiti pour ouvrir un laboratoire de diagnostic banal. Puis il avait été recruté par un Institut de recherche de cette île de Polynésie française, l'Institut Malardé, en particulier dans le but de restructurer celui-ci. Pour diverses raisons, et après avoir pris conseil auprès de ses anciens collaborateurs ici à

Marseille, il a décidé de lancer une étude sur les maladies virales vectorisées, en particulier la dengue, qui sévit beaucoup à Tahiti.

Après avoir mis au point toutes les méthodes des techniques de culture pour la dengue il a, par hasard, découvert l'arrivée du chikungunya en Polynésie française, qu'il a décrite. Par la suite il a eu la surprise d'isoler, chez un patient fébrile, un autre virus qui ne correspondait ni à la dengue ni au chikungunya, et avec la séquence de son génome, il a compris qu'il s'agissait d'un virus qui n'était pas connu dans le Pacifique : le virus Zika.

*

Ce virus commençait à se répandre depuis quelques années en Indonésie et avait la réputation de ne pas être pathogène. Didier Musso a considéré au contraire qu'il *était* pathogène et en particulier qu'il donnait des syndromes neurologiques de paralysie appelés syndromes de Guillain-Barré. Il a signalé ces éléments aux autorités françaises, aux autorités tahitiennes, a pris des mesures pour empêcher la transmission par transfusion sur place et a présenté cette nouvelle épidémie de Polynésie française à Marseille dans notre groupe. J'étais à l'époque rédacteur en chef du journal européen des maladies infectieuses *Clinical Microbiology and Infection*, et je lui ai demandé tout de suite de nous faire un éditorial sur ce virus Zika. Jusqu'alors nous savions seulement qu'il avait été isolé, sans être vraiment lié à une maladie. Ce premier article publié ouvrait la nouvelle ère de Zika. Toutefois il a été impossible pour Didier Musso de convaincre les autorités françaises de ce qui se passait dans le territoire français de la Polynésie, d'une manière qui en dit long.

En effet le virus Zika a poursuivi son chemin dans le monde. Il fut d'abord transféré de Polynésie française en Guyane, puis au Brésil, car il était transmis par le moustique qui transmet la dengue et le chikungunya. Il a provoqué du coup une épidémie singulière au Brésil, des habitants des États-Unis en voyage dans ce pays ont contracté la maladie, et c'est ainsi que le centre de contrôle pour les maladies d'Atlanta a repéré Zika.

A commencé alors une communication internationale, par laquelle les autorités françaises ont été mobilisées. Tant que le problème n'avait pas été identifié au niveau international soit par le CDC soit par l'OMS, les autorités étaient restées sourdes. Cette découverte correspondait pourtant au travail de Didier Musso et celui-ci est devenu, du fait de cette épidémie, le chercheur le plus cité au monde dans le domaine du virus Zika, et même un des chercheurs les plus haut cités, le seul virologue français en 2019. Mais il n'avait pas réussi à convaincre les autorités de son pays car il ne participait pas à un circuit normal.

Cependant, n'ayant qu'un échantillon de la population tahitienne, Didier Musso n'avait pas observé un autre problème de Zika : chez les femmes enceintes, ce virus est responsable d'une malformation fœtale, la microcéphalie. Dans les pays riches, celle-ci peut être détectée par échographie et peut être évitée par un avortement thérapeutique. Dans les pays tels que le Brésil, ça n'est pas le cas, et une génération d'enfants microcéphales a vu le jour.

Musso et moi avons évoqué le diagnostic et le traitement des infections par le virus Zika, en particulier chez la femme enceinte, après une conférence que je lui avais demandé de faire. J'ai suggéré à Didier Musso de tester un antibiotique dont on sait qu'il fonctionne souvent sur les virus ARN : l'Azithromycine, un médicament banal que l'on donne fréquemment aux enfants et aux femmes enceintes. Ce médicament marche parfaitement sur le virus Zika, d'ailleurs une autre équipe a publié sur un modèle expérimental l'efficacité de ce même traitement. Mais Didier Musso, qui est pourtant l'homme le plus connu dans tout le domaine du Zika, m'a expliqué que ce travail que nous avions réalisé en commun a été le plus difficile à réussir à faire publier parmi tous ceux qu'il avait proposés jusqu'alors. En effet, et j'y reviendrai, trouver une solution simple avec un médicament ancien pour un problème nouveau est quelque chose qui est difficilement envisageable dans nos sociétés. Nous pensons que chaque problème nouveau doit trouver une solution nouvelle et sans avoir recours aux produits anciens. Pourtant, pour le Zika, l'Azithromycine est un médicament extrêmement prometteur chez les femmes enceintes, en particulier dans les pays développés où l'on peut surveiller le risque de microcéphalie chez les patientes qui ont été infectées. Mais non : il fallait du nouveau, et dès l'alerte lancée sur le virus Zika étaient distribuées par millions des sommes pour trouver de nouveaux traitements. Et si un chercheur rusé publiait tout ça, expliquant que c'était inutile, que ces millions ne serviraient pas directement à ça et qu'il suffisait d'employer un médicament générique, cela mettrait en l'air des décisions politiques importantes et des financements majeurs, et donc irait totalement à contre-courant[17].

---

17. Raoult D. *A double paradigm shift for the antibiotics' activity on viruses*: Zika'lesson. *PNAS* 2017; **114**: E1045 doi: 10.1073/pnas.1620247114.

– 10 –

Les maladies infectieuses en France et dans le monde

Dans ce domaine, nous n'avons qu'une vision parcellaire de ce qui se passe en termes de mortalité car les outils développés ne permettent de trouver que ce que l'on sait chercher ! Ainsi, parmi les infections respiratoires ou parmi les méningites, les techniques de détection de l'ADN ou de l'ARN des microbes ne permettaient pas, encore récemment, un diagnostic large. Toutefois, les techniques dites multiplexées, c'est-à-dire qui testent tous les virus, bactéries et parasites connus en cause dans une maladie (pneumonie, méningite, diarrhée), offrent la possibilité de ratisser large et ouvrent une nouvelle ère de la connaissance. Cela permet de penser que dans certaines pathologies, nous trouvons maintenant des microbes dont on croyait qu'ils n'étaient pas en cause dans les infections sévères alors qu'ils le sont. C'est le cas des coronavirus humains, OC43, HKU, E229 et NL63.

Par ailleurs, la surveillance systématique, en particulier celle des infections respiratoires, n'est pas réellement faite. À Marseille nous tentons de faire deux choses dans l'Institut hospitalo-universitaire (IHU). Tout d'abord, toutes les semaines nous faisons ce que nous appelons « la messe des morts », c'est-à-dire que quand quelqu'un est décédé dans les CHU de Marseille dont nous faisons toute la microbiologie, nous regardons quels sont les microbes qui étaient en situation pathogène (capables de tuer) dans le mois précédant la mort. Bien sûr, on n'est pas certains que ce soit ces microbes qui tuent directement, mais lorsque nous trouvons un de ces microbes dans les hémocultures pour les bactéries, dans les prélèvements respiratoires pour la pneumonie, ou qu'on trouve des très grands tueurs dans le tube digestif, on pense que cela est plausible. Dans l'Assistance publique de Marseille, 125 000 hospitalisations sont réalisées par an, ce qui correspond à peu près à 1 % des hospitalisations en France. Ainsi nos données, si on extrapole, correspondent à peu près à 1 % de la France. Nous surveillons de manière très active, d'une part toutes les infections et d'autre part les morts. Parmi toutes les infections, sur cinq ans, nous avons porté notre surveillance sur 3 millions de tests avec 450 000 diagnostics d'infection. Pendant ce même temps, 15 000 personnes sont mortes à l'Assistance publique. Nous avons eu 1 million d'isolats bactériens, de 770 espèces différentes. Nous avons réalisé 650 000 antibiogrammes, et ainsi nous avons des données cumulées, probablement les plus importantes du monde, sur la résistance aux antibiotiques, ce qui nous permet d'avoir une vision plus réaliste et moins dramatique que les communications sur ce sujet.

Chez les patients décédés chez nous à l'Assistance publique, les microbes les plus dangereux sont :

– *Escherichia coli*, qui a tué au moins 76 personnes par an, ce qui correspondrait à 10 000 personnes en France ;

– les staphylocoques dorés, qui ont tué 59 personnes à l'Assistance publique, ce qui correspondrait à 8 000 morts en France.

Ces deux bactéries sont partiellement issues des élevages de poulets et de porcs, ce sont très souvent des zoonoses, qui ont pu être transformées en maladies humaines. Il s'agit souvent de clones, en particulier quand elles sont résistantes. Il faut noter toutefois qu'aucune des infections par ces germes n'était liée à des bactéries qui présentaient des problèmes de résistance aux antibiotiques difficiles à traiter.

– Le troisième grand tueur chez nous est *Klebsiella pneumoniae*, une bactérie dont la fréquence et la résistance augmentent, et qui semble venue des pays du Sud.

– Le quatrième grand tueur est *Clostridrium difficile*, qui tue 31 personnes par an à Marseille. C'est le seul tueur parmi les microbes émergents dont on note l'augmentation au niveau mondial. Il est estimé qu'il tue 2 500 personnes par an en France sur les déclarations institutionnelles. Notre calcul nous amène à penser qu'il y en a très probablement le double. Il fait au moins 30 000 morts par an en Europe, et 30 000 aux États-Unis. Sur le rapport du *Lancet* annuel, c'est la seule infection dont le nombre augmente significativement. Et pourtant, elle ne fait pas partie des maladies émergentes qui ont fait le buzz.

Avec cette maladie, la révolution thérapeutique montre que ce n'est pas toujours la haute technologie qui permet la thérapeutique. Ici, la révolution, c'est la greffe d'excréments. On fait ingérer aux gens des excréments de patients sains avec des taux de guérison de près de 90 %. Cela remet violemment en cause la technologie. C'est aussi un bon modèle pour comprendre que dans la lutte contre les maladies infectieuses se pose un vrai problème. En effet, pour monter une start-up destinée à lutter contre *Clostridium difficile*, il n'est pas nécessaire d'avoir des financements publics ou des financements par l'Union européenne, car tous les gens qui ont de l'argent savent que c'est un marché considérable. Parce que éviter 60 000 morts dans les pays riches et les plus industrialisés est une priorité. Ainsi, parmi les plus hautes levées de fonds réalisées dans les biotechs actuellement, celles destinées à *Clostridium difficile* sont au premier rang. Ce qui montre la réalité toute nue : on ne peut financer ni Zika, ni Ebola, ni chikungunya pour gagner de l'argent, mais on peut très bien financer *Clostridium difficile*, car comme c'est un vrai problème, il y a un vrai marché. La question devient alors de savoir s'il est nécessaire de le subventionner, parce que ça ne rapporte pas d'argent et parce qu'il n'y a pas de maladie ni de problème majeur, ou si ça n'est pas nécessaire de le subventionner parce que, comme c'est un problème important et commun, il y aura de l'argent à gagner. Et l'argent se trouve extrêmement facilement dans ces conditions.

*

Après *Clostridium difficile*, le microbe émergent, ce sont les champignons du genre *Candida*. Ces champignons tuent 31 personnes par an à Marseille. Comme le bacille pyocyanique. Cette émergence est vraiment inquiétante. Nous nous posons la question de savoir si les antibiotiques que nous utilisons ne favorisent pas cette augmentation spectaculaire dans les hôpitaux, ainsi que des septicémies provoquées par ce germe. En tout cas, c'est pour nous le germe le plus émergent depuis cinq ans.

Ensuite arrivent les premiers virus. Les virus de la grippe qui tuent 25 personnes par an dans les hôpitaux de Marseille. Mais il faut savoir que beaucoup de personnes meurent de la grippe dans les EHPAD ou chez eux (sujets très âgés), ce qui entraîne une sous-estimation de sa fréquence. En réalité, personne ne sait vraiment combien de gens meurent de la grippe en France. Le nombre se situe entre 4 000 et 10 000 morts par an. Cette large fourchette vient du fait que d'autres virus d'infections respiratoires circulent, et que les mesures sur la surmortalité hivernale ou les quelques tests qui ont été faits n'estiment pas réellement la fréquence de la maladie.

Ensuite, on trouve *Enterococcus faecalis*, dont la porte d'entrée est souvent urinaire, et qui peut être aussi une zoonose du poulet. Et enfin, le virus respiratoire syncytial, qui est le deuxième grand tueur viral dont la plupart des gens semblent ignorer le nom, et dont la plupart des médecins semblent ignorer que ça ne donne pas que des maladies bénignes chez les enfants. En réalité, c'est un grand tueur chez les sujets âgés, et de plus en plus fréquent. Il est associé à la mort de 19 personnes par an à l'Assistance publique, ce qui fait qu'on peut envisager qu'il y a environ 2 000 personnes qui meurent de cette maladie en France par an.

Puis viennent le pneumocoque, qui tue 10 personnes par an chez nous, et la méningite à méningocoque, qui ne tue qu'une personne par an, en dépit de sa médiatisation extrême, la moindre infection au méningocoque – même non mortelle –, faisant la une des journaux et de Google.

Les coronavirus humains, NL63, OS43, E229 et HKU1, tuent en moyenne trois personnes par an, ce qui, rapporté à la taille de la France, représente probablement un problème important. Le métapneumovirus (virus découvert par Osterhaus à Rotterdam) tue chez nous une personne par an, sa fréquence est très sous-estimée, mal comprise.

La tuberculose, elle, ne tue qu'une personne par an et le seul des cas qui ait tué n'était pas multirésistant. Enfin, chez nous la rougeole n'a tué personne ces dernières années. La dernière personne qui en est morte était une jeune femme issue des gens du voyage, dans une population qui refusait la vaccination.

En revanche, à Marseille, la plupart des microbes qui ont fait l'objet d'une attention extrême ces dernières années n'ont tué personne, et probablement pas infecté grand monde. Il s'agit des hépatites B aiguës qui semblent petit à petit disparaître, du *Candida auris* qui est résistant à tout et a fait le buzz, mais dont on n'a pas vu de cas, du Zika pour lequel on a vu un cas clinique extrêmement modeste en métropole, et du chikungunya, qui sont tous peu sévères comme les dengues en France. Pas d'Ebola, pas de SARS-corona, pas de MERS-corona. Quant aux gonocoques, au sujet desquels l'OMS a lancé une alerte pour dire que le gonocoque, responsable de la chaude-pisse (*blennorragie*) chez les auteurs du XIXe siècle, allait ravager la planète du fait de sa résistance, nous n'avons constaté de polyrésistance chez aucun des gonocoques testés, d'ailleurs personne n'en a ! C'est juste encore une fausse alerte permettant le développement de nouvelles molécules totalement inutiles car les molécules génériquées – comme la fosfomycine – sont parfaitement efficaces[18].

18. B. Colson, *Global burden of infections*. 2 janvier 2020.

– 11 –

Les épidémies oubliées et négligées : choléra et typhus

Les épidémies de maladies connues sont négligées, oubliées, et souvent les personnes qui ont la charge de la santé ne les comprennent plus. J'ai deux exemples en tête : le choléra et le typhus.

Le choléra

Pour le choléra, j'ai été confronté à une épidémie monstrueuse à Goma, en République démocratique du Congo, en 1994, au cours de la guerre civile du Rwanda.

L'OMS m'avait demandé d'aller voir s'il n'y avait pas une épidémie de typhus, dont j'étais le spécialiste mondial, dans cette zone terrible, à laquelle j'ai dû accéder en faisant de l'avion-stop. J'ai rencontré là-bas Renaud Piarroux, qui est devenu ensuite le meilleur spécialiste mondial des épidémies de choléra.

Près de 800 000 personnes se trouvaient dans la plaine de Goma. Une épidémie foudroyante de choléra les avait atteintes, et la gestion de cette épidémie avait été spectaculairement réalisée par les Américains, dont l'intervention avait consisté à filtrer de l'eau et à la distribuer, d'une manière régulière, à tous les enfants du village. La mortalité, qui était évaluée selon le transport des cadavres, tous les matins, sur le bord des routes, s'est rapidement écroulée. L'ensemble, stratégiquement, était vraiment spectaculaire.

Il n'y avait aucune évidence de typhus dans cette zone, mais une épidémie de poux absolument énorme, et j'avais pu mettre en place, localement, via l'OMS, une stratégie de lutte contre les poux par les insecticides.

C'était la seule possibilité que nous avions, car nous ne pouvions pas laver les vêtements.

Renaud Piarroux a continué à travailler sur le choléra, et il a, un temps, été muté à Marseille. Il avait été contacté, en partie par les autorités haïtiennes, lors de l'épidémie de choléra à Haïti, en 2010, qui fut un vrai drame et un vrai roman.

Depuis quelques années, l'absence d'épidémies, en dehors des sites africains (qui n'intéressaient pas grand monde) et du sous-continent indien, faisait l'objet de recherches à teinte écologique. Le microbe du choléra, *Vibrio cholerae*, s'est répandu un peu partout dans le monde au fur et à mesure des épidémies. On le retrouve, maintenant, dans l'eau de mer. C'est même une des seules bactéries pathogènes qu'elle contienne. Toutefois, les infections qui ont comme source l'eau de mer sont extrêmement rares, et n'avaient jamais été jusqu'alors à l'origine d'épidémies. À Haïti, à la suite du tremblement de terre, et du fait du risque d'émeute sociale, l'ONU, sous la couverture de l'OMS, avait envoyé un certain nombre de soldats, payés pour faire régner la paix, parmi lesquels des soldats du Népal. Une épidémie de choléra, d'une immense violence, se déclenche alors et les Haïtiens pointent du doigt les soldats du Népal (le Népal est un pays endémique du choléra), et manifestent en disant que tout est parti de leur camp.

Parmi les scientifiques contactés, les premiers travaillent sur le versant écologique du choléra. Leur hypothèse est que c'est la première maladie écologique, liée au réchauffement de la planète, du fait du phénomène El Niño, qui est un réchauffement régulier, apparaissant en Amérique du Sud. El Niño aurait trop réchauffé la mer et produit cette épidémie de choléra.

Renaud Piarroux fait alors une investigation épidémiologique extrêmement précise, et montre que tout est parti de la rivière qui draine le camp des Népalais. Il sait bien que, par ailleurs, une épidémie de choléra sévit dans le même temps au Népal. Il vient me voir, et me propose de contribuer à la rédaction et à la publication de son travail sur cette épidémie.

Il éprouve les plus grandes difficultés à publier ce papier, qui est complètement à contre-courant. Le nouveau dogme concernant le choléra, en effet, en fait une maladie due au réchauffement de la planète et à la pollution. Alors que le choléra est bien une maladie d'écosystème, liée au traitement des eaux usées, et en particulier des excréments. Ici, la source de la transmission des épidémies est l'eau souillée par les matières fécales de patients qui ont le choléra, pas l'eau de mer.

Pour publier cela, nous envoyons au *Lancet* notre article, qui est brutalement rejeté ! Ce journal publiera tout de suite après, en revanche, un nouveau modèle mathématique pour prédire quand le choléra va s'arrêter, ou quand il va continuer, modèle qui, bien entendu, ne prédira rien de réel. J'ai fini par user de mon influence pour réussir à publier notre article dans un journal consacré aux maladies infectieuses américain, *Emerging Infectious Diseases*[19].

---

19. Piarroux R., Barrais R., Faucher B., Haus R., Piarroux M., Gaudart J., Magloire R., Raoult D., *Understanding the cholera epidemic, Haiti. Emerg Infect. Dis.* ; 17(7):1161-8, juillet 2011.

Heureusement, dans le même temps, la séquence du génome du vibrion (*Vibrio cholerae*) était publiée, en même temps que celle des vibrions du Népal, qui montrait qu'il s'agissait de la même souche. Depuis, des milliers de séquences de cette bactérie ont été publiées, qui montrent bien qu'il s'agit de cette même souche. Renaud Piarroux a raconté cette aventure dans un ouvrage : *Choléra. Haïti* 2010-2018 *: histoire d'un désastre*[20].

L'épidémie de Haïti ne s'est pas arrêtée tout de suite, car l'OMS n'a pas voulu, pendant très longtemps, reconnaître que cela relevait de sa responsabilité. On savait pourtant, depuis deux siècles, que la transmission des épidémies se faisait souvent par le transport de troupes infectées, et qu'avant de déplacer des personnes d'un pays dans lequel sévit une épidémie dans un autre pays où la situation est catastrophique, il vaut mieux vérifier que celles-ci ne sont pas contagieuses. Renaud avait estimé que, pour

20. CNRS Éditions, 2019.

pouvoir avoir cette contamination brutale, il fallait avoir relargué, probablement, 1 mètre cube d'excréments souillés. L'ONU a fini par reconnaître, avec l'OMS, sa responsabilité…

Il est quand même très inquiétant de voir que les gens ont oublié que le choléra était une maladie contagieuse. J'ai écrit à la rédaction du *Lancet* en leur disant qu'il devait y avoir un problème avec le choléra chez eux, puisque déjà la première description de la transmission de cette maladie, faite à Londres par John Snow, avait fait l'objet de critiques extrêmement virulentes de la part de ce journal contre ce chercheur méticuleux, qui avait montré, pour la première fois, que c'étaient les eaux usées souillées par les excréments qui transmettaient le choléra à Londres.

L'épidémie de Haïti, qui a probablement causé 10 000 morts au total, est maintenant arrêtée, grâce aux mesures sanitaires nécessaires et raisonnables qui auraient dû être mises en place depuis le départ. Cette épidémie nous a quand même amenés à réfléchir sur le rôle d'instances qui sont censées être fiables, et sur l'influence des modes de pensée actuels sur les décisions prises aussi bien par le Centre américain de recherche sur les maladies que par l'OMS.

Le typhus

Le typhus est une maladie oubliée. Moi-même, bien qu'étant spécialiste du groupe de maladies dont le typhus fait partie, je pensais que je n'en verrais pas. Mais, en pratique, j'ai eu l'occasion d'explorer deux épidémies de typhus.

La première fois, je l'ai dit, ce fut en Afrique, où j'avais été envoyé à Goma, en République démocratique du Congo, pour constater une épidémie de poux, et envisager si oui ou non il existait une épidémie de typhus au même moment, ce qui n'était pas le cas. Toutefois, ça n'était qu'une question de temps. Les poux transmettent le typhus, et le typhus est une maladie qui peut rechuter (comme le zona est une rechute de la varicelle). Or, dans cette zone africaine de hauts plateaux, le typhus n'avait disparu que vingt ans auparavant, et cela laissait la possibilité de sa réapparition, à partir d'un simple cas.

Au Burundi, la guerre civile faisait rage, et 800 000 personnes (des Hutus) étaient dans des camps de réfugiés, où tous vivaient dans des conditions extrêmement mauvaises. Par ailleurs, le Burundi était isolé politiquement, et boycotté par ses voisins. Il était difficile d'y arriver. Un ancien étudiant de Marseille, Jean Bosco, me demande si je peux tester des poux venant d'une prison du Burundi, pour savoir s'il y a, dans cette prison, des cas de typhus. Nous testons ces poux et, à ma grande surprise, il y a du typhus. Je lui écris rapidement et il me dit : « Écoutez, je crois qu'une grande épidémie est en train de se développer, liée aux poux, et que c'est sans doute du typhus. Est-ce que vous pourriez venir m'aider ? » À l'époque, mon centre étant encore lié à l'OMS, je demande à l'OMS de m'envoyer en mission au Burundi, ce que l'on m'interdit formellement. Je me missionne donc moi-même, je débarque au Burundi, où j'étais le seul étranger à pénétrer depuis plusieurs semaines, dans le premier avion qui reliait Bujumbura (la capitale du Burundi) à partir de Brazzaville. C'était pratique, j'étais seul dans l'avion !

Sur place, il a été extrêmement facile de faire des diagnostics de typhus, car les patients atteints de cette maladie la qualifiaient eux-mêmes de « *sutama* », ce qui voulait dire quelque chose comme « mal aux cuisses, et besoin de s'asseoir ». J'ai pu aller dans plusieurs dispensaires, proches de ces camps de Hutus, et, en sélectionnant les patients qui avaient de la fièvre et le *sutama*, nous avons pu montrer que 90 % des personnes qui présentaient ces symptômes avaient bien le typhus. J'ai pu collecter des poux in situ, et j'ai tout de suite mis en place une stratégie qui n'avait jamais été développée pour les épidémies de typhus : traiter tous les patients avec une dose unique : 2 comprimés de doxycycline (soit un coût de quelques centimes d'euros). Ce qui était indispensable compte tenu de l'embargo sur les produits insecticides et de l'absence de capacités à importer quelques tonnes d'insecticides pour traiter les poux. L'épidémie a été interrompue immédiatement. J'ai pu publier ce travail, avec les collègues burundais, pour montrer qu'à travers cette intervention, nous avions probablement sauvé une dizaine de milliers de personnes, alors qu'une dizaine de milliers d'autres étaient probablement mortes avant (la mortalité du typhus étant entre 10 et 20 %)[21].

Cette épidémie, sauf sur le plan scientifique, n'a intéressé personne, ce qui laissait penser qu'il y avait un problème dans la transmission de l'information. Et de fait, il y en avait un. Pendant que nous étions là-bas en train d'essayer de mettre au point un plan pour épargner la vie d'une dizaine de milliers d'êtres humains, il y avait eu un bombardement, associé à la prise du pouvoir par Kabila, qui avait tué plusieurs personnes dans un village situé juste à quelques centaines de

21. Raoult D., Ndihokubwayo J.B., Tissot-Dupont H., Roux V., Faugere B., Abegbinni R., Birtles R.J. *Outbreak of epidemic typhus associated with trench fever in Burundi. Lancet* ; 352(9125):353-8. 1er août 1998.

kilomètres de nous, et c'était cet événement qui avait fait la une de toute la presse française. Ainsi, ça n'est pas le nombre, ni l'endroit, ni même le microbe qui fait le succès médiatique, mais d'autres raisons qui ne sont pas nécessairement faciles à comprendre.

*

L'autre épidémie de typhus que j'ai eu à aborder fut celles des soldats de Napoléon, pendant la retraite de Russie. Mon collègue Olivier Dutour, qui nous avait fourni les squelettes de la peste de Marseille, a eu accès à une tombe massive, située à Vilnius, juste après la Berezina, dans laquelle des milliers de squelettes ont été retrouvés, avec des boutons d'uniforme de la Grande Armée. C'étaient des soldats morts à Vilnius dont il avait été décrit qu'ils avaient de la fièvre, et qu'ils étaient couverts de poux. J'avais en tête le souvenir de *Guerre et Paix*, de Tolstoï, où Pierre observe les soldats de Napoléon jetant leurs poux au feu, qui craque. Je savais donc que les soldats de Napoléon étaient couverts de poux, et qu'il pouvait y avoir un lien avec le typhus, qui avait d'ailleurs été suspecté. Nous avons réussi à obtenir des résidus de poux prélevés dans la terre, où les vêtements avaient été dégradés autour des cadavres. Et, dans les dents des squelettes, nous avons trouvé, dans 30 % des cas, la présence de la bactérie du typhus, ou celle d'une autre maladie infectieuse transmise par les poux, la fièvre des tranchées. Ainsi, nous avons conclu que 30 % des soldats de Napoléon, dans Vilnius, étaient morts d'une infection transmise par les poux[22].

Cela montre bien que les épidémies ont joué un rôle considérable dans l'Histoire, en tuant les soldats d'un côté ou de l'autre, et que, très communément, elles ont été transportées d'un endroit à un autre par des soldats, soit dans des armées en bataille, soit envoyés par l'ONU.

---

22. Raoult D., Dutour O., Houhamdi L., Jankauskas R., Fournier P.E., Ardagna Y., Drancourt M., Signoli M., La V.D., Macia Y., Aboudharam G., *Evidence for louse-transmitted diseases in soldiers of Napoleon's Grand Army in Vilnius*. *J. Infect Dis.* ; 193(1):112-20. 1er janvier 2006.

– 12 –

Les nouveaux vaccins et les futurs vaccins : fantasmes ou réalité ?

Les vaccins font l'objet d'une querelle idéologique considérable. Certains sont contre en dehors de toute rationalité. D'autres ne se sont pas même posé la question de savoir si les stratégies vaccinales proposées avaient un sens ou pas. C'est un dialogue de sourds.

Les recommandations vaccinales ne sont pas scientifiques mais politiques. C'est la raison pour laquelle il existe 23 programmes de vaccination dans les pays développés et que nos recommandations vaccinales, en France, ne ressemblent pas du tout à celles des

États-Unis. C'est là un problème politique et social. En effet, recommandation en France signifie remboursement, et le coût impacte le conseil. Et les choses se compliquent encore avec l'obligation vaccinale. Les gens pensent que l'obligation est la seule prescription « sérieuse » et que les recommandations ne le sont pas. C'est de la politique, c'est très complexe et je ne veux pas avoir d'avis sur la meilleure stratégie.

C'est seulement le temps qui révèle les meilleures stratégies de santé publique. Toutefois, concernant les vaccins, il est intéressant de voir que la désinformation ne vient pas toujours nécessairement des plus soupçonnés. Ainsi, sur le site de l'OMS – et tout le monde peut le vérifier –, si l'on regarde les vaccins qui sont actuellement disponibles, on peut voir que seraient disponibles un vaccin contre le paludisme et un autre contre l'hépatite E. On croit rêver ! Il n'y a pas de vaccin disponible pour le paludisme, il y a des vaccins qui sont en cours d'essai, et à mon avis leur commercialisation ne sera jamais possible. Ces vaccins consistent à injecter le microbe vivant par voie intraveineuse trois fois de suite, tout en prescrivant au patient, à chaque fois, un traitement contre le paludisme dans la période asymptomatique. La durée de la protection est inférieure à un an. Pour réussir à faire une vaccination de cette nature-là, honnêtement, il faudra trouver autre chose que cette proposition qui ne fait que reproduire la très faible immunité contre le paludisme. En effet, les Africains immunisés contre le paludisme qui ont passé six mois en métropole ne sont plus protégés lorsqu'ils retournent chez eux. C'est dire la difficulté de créer un vaccin.

Quant au vaccin contre l'hépatite E, il est en cours d'essai en Chine. Mais à ma connaissance, il n'est pas disponible. Quand on voit que c'est sur le site de l'OMS lui-même qu'on est en pleine désinformation sur ce domaine, il est utile de se poser la question : pourquoi ?

La réponse est que le nombre de vaccins nouveaux proposés depuis une vingtaine d'années, en dépit de financements majeurs, est extrêmement faible. Le vaccin contre la dengue pose des problèmes importants, car les voyageurs qui ont été vaccinés risquent quand même d'attraper la dengue dans un pays dans lequel elle sévit, sous une forme beaucoup plus grave que s'ils n'étaient pas vaccinés : la deuxième infection par les virus de la dengue est plus sévère que la première. C'est donc un vaccin qui prédispose à contracter la maladie sous des formes plus graves, et ce n'est pas le but d'un vaccin.

Par ailleurs, un vaccin utile, certes peut-être moins utile dans les pays développés qu'ailleurs, est celui contre le méningocoque B qui a été commercialisé récemment après des années d'études et qui donne une protection incomplète mais non négligeable.

En fait, si l'on regarde la réalité des vaccins disponibles, on voit bien qu'il y a en a extrêmement peu qui ont été inventés récemment. En revanche, il existe des vaccins qui fonctionnent parfaitement bien depuis un certain nombre d'années et qui pourraient faire l'objet de recommandations. En particulier, en France, le vaccin contre la varicelle, dont il existe plusieurs centaines de milliers de cas dans notre pays et pour lequel il n'y a pas de recommandations. Ou le vaccin contre la grippe chez les enfants, comme je l'ai expliqué, ou encore la vaccination contre le rotavirus – responsable de l'une des gastro-entérites chez l'enfant –, qui en Angleterre a permis de faire diminuer d'un tiers le nombre d'enfants hospitalisés pour ces affections. Ajoutons que l'idée selon laquelle, chaque fois qu'il y a une maladie émergente, il convient de penser à un immense financement pour créer des vaccins n'a pas fait la preuve de son efficience.

– 13 –

De la prédiction à la prophétie

La prédiction est un art très difficile, mais les hommes ont toujours voulu qu'on leur prédise l'avenir. Les Romains analysaient le vol des oiseaux ou les entrailles des animaux sacrifiés pour connaître le meilleur jour avant de commencer une bataille. Les horoscopes continuent à avoir un succès considérable, les cartomanciennes un peu moins, mais les voyants et voyantes font florès. C'est la nature des humains de vouloir savoir ce que leur réserve la vie.

Pour ce que leur réserve l'avenir au sens le plus large, les prophètes se sont multipliés, la plupart, il faut le reconnaître, étant de faux prophètes.

Mais ce désir de connaître le futur immédiat ou lointain est aussi profondément ancré en nous, et il est difficile d'y résister. Les nouveaux prophètes sont les mathématiciens comme les anciens prophètes étaient les astronomes qui avaient dérivé de l'astronomie à l'astrologie. Les mathématiciens créent des modèles pour prédire l'avenir et la conformité de ces modèles avec la réalité n'est guère plus importante que celle des prédictions des anciens prophètes avec ce qui est advenu par la suite.

La raison pour laquelle on n'arrive pas à prédire, dans les affaires humaines ou les affaires biologiques, a bien été exprimée par Bateson[23] à travers la description d'un phénomène que j'ai repris dans une théorie qui s'appelle la théorie du croquet vivant d'Alice[24].

La théorie du croquet vivant s'inspire du livre *Alice au pays des merveilles*, où Alice

---

23. G. Bateson, *Vers une écologie de l'esprit*, University of Chicago Press, 1972.
24. Raoult D., *Alice's living croquet theory*, Int. J. Antimicrob. Agents ; 47(4):249. Avril 2016.

joue au croquet, mais le bâton du croquet est un flamant rose et la boule, un hérisson. Trois êtres vivants dont les objectifs sont imprévisibles. Le flamant rose tourne la tête à droite ou à gauche, le hérisson se met en boule ou pas, leurs réactions sont trop variables pour qu'Alice puisse les deviner, donc la chance que le bâton frappe la boule et l'envoie sous l'arceau est proche de zéro.

J'ai utilisé plusieurs fois cet exemple pour montrer que nous ne comprenons pas l'évolution de la résistance aux antibiotiques, parce qu'il ne s'agit pas de deux objets inertes manipulés par les humains, mais de trois dynamiques qui ont leur propre mode évolutif. Si (ma grand-mère disait qu'avec des *si* et des *mais* on mettrait Paris en bouteille), si l'on met en regard les millions de morts dans le monde et les victimes de la maladie de la vache folle, de la première grippe aviaire, de la deuxième grippe aviaire, de la grippe H1N1, du MERS coronavirus, du SARS, d'Ebola, du chikungunya, de Zika, et qu'on décompte le peu de cas dans le monde, comparé aux autres causes de mort, on est sidéré par la différence, et on voit bien que la prédiction n'a strictement aucun rapport avec la réalité, et qu'il ne peut pas en être autrement. Comme l'écrit Ludwig Wittgenstein en 1921 dans *Tractatus logico-philosophicus* : « Les événements futurs, nous ne pouvons les conclure à partir des événements présents. »

Parce que dans les prédictions, on s'appuie sur des éléments idéologiques ou de compensation. J'en veux pour exemple l'épisode de la rougeole : en 2019, chaque cas de rougeole a fait l'objet d'une alerte en France sur Google. Peut-être celle-ci se voulait-elle pédagogique ? En réalité, il y a eu à peu près un millier de cas de rougeole, parmi lesquels on a constaté un décès. La moitié des cas de rougeole étaient des enfants de moins de un an. En France nous avons décidé de vacciner les enfants à partir de 1 an ; les Chinois, eux, ont décidé de vacciner les enfants à partir de 6 mois, donc il y aurait eu moins de rougeoles en France si on avait fait comme eux. Pour ce qui concerne les plus de 1 an, certaines communautés ont un refus total de la vaccination contre la rougeole, et ces communautés sont itinérantes. Enfin, parmi les cas de rougeole, il existe des rougeoles d'origine vaccinale (dues à la multiplication du virus vaccin), et des cas de rougeole contractée par des gens qui avaient été vaccinés et qui ont aussi des anticorps vaccinaux, parce que rien n'est vraiment si simple. Or, au lieu d'avoir une réflexion profonde sur les cas résiduels de rougeole, on fait de l'information lapidaire[25].

Finalement, c'est plutôt l'équilibre des métiers qui pose problème dans la situation actuelle. Les journalistes ont, par nature, une sensibilité extrême à l'information nouvelle, c'est leur métier. Les scientifiques ont le désir que l'on parle de leur domaine de recherche, c'est bien naturel. L'ennui, c'est que les décideurs ou les politiques ont un mode de réflexion qui est trop proche de celui des médias, et trop attaché aux effets immédiats. Et ce d'autant plus que les effets de leurs actions

25. Javelle E., Colson P., Parola P., Raoult D., *Measles, the need for a paradigm shift, Eur J Epidemiol* ; 34(10):897-915. Octobre 2019. doi: 10.1007/s10654-019-00569-4. Epub 17 octobre 2017. *Review*.

à moyen terme ne les concernent généralement pas. C'est donc plus l'accélération de la démocratie, avec ses élections récurrentes et rapprochées, qui est probablement la raison pour laquelle les politiques et les journalistes entrent en résonance, ce qui, dans l'équilibre des pouvoirs de la société, n'est pas sain. On manque en fait de contre-pouvoir. Le pouvoir en place est incontestablement attiré vers ce que l'on a appelé le quatrième pouvoir, c'est-à-dire la presse. Il est possible que les réseaux sociaux jouent un jour le rôle d'un cinquième pouvoir, un autre pouvoir qui obligera les décideurs à tenir compte d'informations alternatives. Mais l'émotion sur laquelle joue le journalisme ne peut pas être le seul guide des décisions politiques. Le fait que les hommes et les femmes politiques soient parfois en métissage avec le monde des médias fait que leur réactivité est comparable à celle de la presse. Cela n'est probablement pas une bonne chose à long terme, et explique, en partie, la disproportion entre les faits réels et les réactions politiques.

– 14 –

Naissance et expansion des maladies émergentes

Ce que l'on appelle maladies émergentes, terme créé par Joshua Lederberg, génial prix Nobel, ce sont les maladies dont on découvre l'existence – qu'elles soient nouvelles ou anciennes mais non connues –, ou les maladies dont on observe la résurgence. C'est là une définition qui prête à beaucoup de confusions, mais c'est celle qui a été le plus utilisée.

Les maladies infectieuses témoignent de nos interactions avec notre écosystème. Les maladies infectieuses sont entièrement écologiques. Notre corps abrite plus de bactéries que de cellules humaines, dix fois plus de virus que de bactéries, plus d'autres microbes appelés *Archae*, plus des champignons et encore un nouveau groupe de microbes qui était encore inconnu avant le XXIe siècle : des minimicrobes dont le rôle chez l'homme n'est pas encore défini mais qui représentent 20 à 40 % des microbes à la surface de la Terre.

Nous interagissons avec ces microbes et ces microbes interagissent entre eux. Ils s'envahissent les uns les autres, nous envahissent parfois, nous parasitent, peuvent tuer nos cellules. Les virus peuvent tuer les bactéries, les bactéries et les champignons sécrètent des produits empêchant la multiplication des virus, mais aussi des antibiotiques empêchant la multiplication des bactéries concurrentes ! Nous vivons dans un état de guerre civile permanent où le vivant se bat contre le vivant. La plupart de ces relations se passent bien quand on est arrivé à un certain équilibre, et bien sûr, tout changement de cet équilibre risque d'amener à des modifications de notre écosystème dont certaines risquent d'être nuisibles.

Les plantes, les animaux, et nous bien entendu, sommes susceptibles d'être infectés par des bactéries, des virus, des champignons qui dans la plupart des cas se spécialisent dans un hôte particulier. Du fait des conditions de vie, les microbes qui vivent chez nous aiment bien se multiplier à 37 degrés dans des conditions de vie adaptées à notre concentration en nourriture. Dans certains cas, les microbes coopèrent, et ils nous aident en particulier à digérer des aliments que nous ne pourrions pas digérer tout seuls, surtout les légumes. Dans d'autres cas, au contraire, des microbes se sont transformés en ennemis et déclenchent des maladies infectieuses. Ces maladies peuvent résulter d'une exposition à des microbes extérieurs de l'environnement, en particulier par les plaies. Elles peuvent aussi résulter d'une infection d'animaux nous environnant, et plus les animaux sont proches de nous sur le plan génétique, plus ils sont dangereux. Ainsi beaucoup de microbes retrouvés chez l'homme sont présents chez les grands singes (chimpanzés, bonobos, gorilles et orangs-outans). Le virus du sida en est issu, le paludisme aussi, et nous avons retrouvé de très nombreuses bactéries dangereuses pour les humains chez ces grands singes. Les autres singes représentent également un danger. La consommation de « viande de brousse », comme on l'appelle en Afrique, c'est-à-dire d'animaux sauvages, a été la source de nouvelles maladies et continue de l'être dans certains cas, comme pour Ebola.

Les autres animaux sont également susceptibles d'être des sources d'infections, surtout quand ils vivent dans des colonies très denses. C'est le cas par exemple des chameaux en Arabie Saoudite. C'est aussi le cas chez nous, dans les élevages de type pseudo-industriel de poules ou de cochons, comme dans la nature au sein des colonies de chauves-souris.

Dans les systèmes très peuplés, les maladies transmissibles entre les individus se développent d'une manière beaucoup plus efficace, ce qui nous laisse penser que les maladies transmissibles interhumaines ne peuvent pas avoir beaucoup plus de 10 000 ans, époque où les villages ont commencé à s'organiser et où la transmissibilité a pu devenir fonctionnelle.

Les humains peuvent se transmettre des microbes en se touchant, par la toux, par les matières fécales contaminant les mains ou par l'eau de boisson, par voie sexuelle, et certains insectes ou tiques peuvent, en nous piquant, nous transmettre des microbes qu'ils auront contractés ailleurs, chez un homme ou chez un autre mammifère. La plupart des nouvelles maladies commencent par être des maladies animales qui deviennent parfois épidémiques chez les animaux (épizootie), entraînant un risque de contact avec l'homme de plus en plus important et de transmission à l'homme (zoonose). Et parfois il existe une disparition de ce que nous appelons la barrière de l'espèce, c'est-à-dire que les microbes d'origine animale deviennent capables d'être transmissibles entre les hommes. C'est ce que nous avons observé dans la plupart des alertes ces derniers temps.

*

Toutefois, s'il existe une mondialisation des moyens de communication, les écosystèmes, eux, ne sont pas mondialisés, à part peut-être dans les grandes villes. Les mœurs, la température, la saison, les autres partenaires, les moustiques, puces, poux, tiques, la propreté de l'eau, la présence d'eau de mer sont autant de paramètres qui vont modifier le risque, car cela modifie l'écosystème. La raison pour laquelle la plupart des maladies sont restées géographiquement localisées, c'est qu'il n'existe pas d'écosystème mondial. En effet, il est clair que la zone intertropicale humide est beaucoup plus fertile en microbes, en plantes et en animaux que la zone polaire, et qu'il ne peut pas y avoir d'épidémie qui passe facilement de l'une à l'autre du fait des différences d'écosystème, même si la cible humaine reste semblable. Des cas peuvent être importés, mais leur capacité à se transmettre est différente.

Les mœurs changent aussi beaucoup la transmissibilité. Les pratiques sexuelles et le nombre de partenaires, bien entendu, sont un élément très important de la transmission des maladies sexuellement transmises. Le lavage des mains, pour sa part, est un frein capital dans la transmission des infections digestives mais aussi respiratoires. On sait que c'est la meilleure protection contre les infections respiratoires. Il est possible qu'en Chine, en tout cas c'est mon hypothèse, une partie de la fréquence des infections respiratoires émergentes soit liée à l'existence de vastes marchés de viande d'animaux sauvages ainsi qu'à certaines habitudes, qui commencent seulement à régresser, comme cracher par terre, y compris à moto. Il est difficile d'imaginer l'importance du risque de transmission virale par dissémination dans l'environnement des virus d'un patient infecté qui cracherait à bord d'une moto roulant à 60 kilomètres à l'heure, mais elle n'est sans doute pas négligeable ! À noter que les vomissements, eux, sont une source quasi incontrôlable de contagion.

Le drainage des eaux usées, on le sait, est un des éléments majeurs dans la lutte contre les infections, qui permet aussi de lutter contre la transmission par les matières fécales.

Par ailleurs, il n'est pas facile d'expliquer aux gens, dont la vision du monde est réduite à la taille d'un jeu vidéo, la complexité de l'évolution d'une maladie quand celle-ci est liée à des modifications de l'écosystème. Ainsi, même si l'on peut transporter des individus d'un bout à l'autre de la planète par avion, et éventuellement les contaminer (car les avions constituent un écosystème à peu près homogène), l'implantation secondaire dans le pays d'arrivée ne fonctionne pas. Nous avons pu le constater à de multiples reprises en étudiant les pèlerins de La Mecque. Il existe une mutualisation des microbes au moment du pèlerinage de La Mecque où des centaines de milliers de personnes tournent corps à corps sur une place. Pourtant, la diffusion secondaire à partir de ces infections lors du retour dans leur pays, au moins dans un lieu que nous connaissons bien, c'est-à-dire à Marseille, ne se fait pas. Rapporter une grippe en été n'entraîne pas un foyer secondaire parce que l'écosystème ne le permet pas à ce moment-là. C'est aussi ce qui explique en partie, bien que nous ne comprenions pas exactement ce qui se passe, les variations saisonnières des infections.

D'autre part, il existe des mystères concernant la transmission des maladies infectieuses. On ne sait pas pourquoi elles semblent avoir une transmission qui s'accélère au début des épidémies puis diminue, avant de disparaître, la plupart du temps spontanément. La plupart des épidémies du passé ont disparu spontanément sans que nous ayons réellement compris quelle en était la raison, si ce n'est un changement d'écosystème, peut-être des changements de comportements humains, peut-être une immunisation passée inaperçue.[26] Aussi, l'élément de lutte essentiel contre ces maladies reste l'observation. Nous manquons de recherche basée essentiellement sur l'observation des phénomènes et leur quantification. Nous ne sommes pas encore à l'heure des théories ni des modèles,

26. Didier Raoult, Po-Ren Hsueh, Stefani Stefania, Jean-Marc Rolain, COVID-19 *Therapeutic International Journal of Antimicrobial Agents*, in Press, 07 March, 2020.

notre savoir est trop faible pour pouvoir faire des prédictions sur des événements qui ne sont pas bien connus. Les modes de prédiction, y compris ceux qui seront basés sur l'intelligence artificielle, doivent tenir compte de l'expérience. C'est quand on voit se succéder plusieurs éléments que l'on peut penser que l'élément suivant sera comparable au précédent. Et encore, cela réserve beaucoup de surprises, comme j'ai tenté de l'expliquer dans cet ouvrage.

En ce qui concerne les maladies émergentes, en pratique, la recherche doit se focaliser sur l'organisation de centres d'observation, d'étude et de dépistage (comme les centres anticancéreux), pour lesquels je plaide depuis vingt ans un peu partout dans le monde. Certains commencent à se développer, y compris en Afrique, à Dakar, à Bamako, à Kinshasa, et beaucoup en Chine, qui permettront de mieux observer et de mieux comprendre, si nous ne nous laissons pas submerger par l'émotion. Il n'y a qu'un IHU pour les infections en France, le mien. Pour moi, ce n'est pas suffisant.

Enfin, il faut toujours se poser la question du choix entre la transparence et la prévention de la panique, qui n'est pas si simple. Très fréquemment, les États autoritaires ont dissimulé les risques, qu'il s'agisse de terrorisme ou d'épidémie. J'ai personnellement eu l'occasion de m'intéresser à l'investigation de cas groupés de choléra ou de peste dans des endroits que je ne veux pas mentionner car leur gouvernement avait interdit la diffusion de ces informations, qui n'ont donc jamais été révélées, et je ne veux pas mettre en danger ceux qui ont collaboré avec nous. Cette interdiction était destinée à ne pas déclencher d'affolement ou à ne pas brutalement freiner le tourisme.

La transparence permet réellement d'informer au fil de l'eau mais risque en effet de créer un état de panique injustifié. Lorsqu'on rapporte une mort ou deux, voire dix morts tous les jours dans le monde dues à une maladie (sur 150 000 par jour !), on a l'impression qu'on a affaire à une catastrophe, mais c'est simplement parce que l'on se concentre sur ces morts.

La capacité d'analyse de ces données et de mise en perspective n'est pas évidente. Dans ces domaines, la transparence à tout prix sans pondération par les nombres généraux – de personnes touchées et surtout de morts – provoque des réactions totalement disproportionnées par rapport aux risques réels, le problème devenant que les risques réels, eux, ne peuvent être que négligés dans le même temps.

Conclusion

La situation des épidémies et pseudo-épidémies actuelles reflète des comportements très profonds chez l'Homme. L'histoire est pleine de peurs de catastrophes naturelles et d'épidémies, et la Bible en donne de nombreux exemples. Devant l'inexplicable, devant la brutalité des phénomènes, les hypothèses étaient à l'époque plutôt religieuses ou basées sur le comportement coupable des Hommes. Plus récemment, Baudrillard, en 1970, nous a très utilement permis de comprendre qu'une part de l'oisiveté se nourrit de la peur de la mort et des catastrophes, tandis que la météorologie (comme renouvellement du culte du Soleil) occupe l'autre partie de notre information passive[27] reçue des médias. La pérennité des comportements religieux et des peurs religieuses, ainsi que de la magie, a été bien rapportée par Mircea Eliade dans son *Traité d'histoire des religions*[28] qui montre que, sous des formes différentes, les grands thèmes des peurs et des comportements religieux n'ont pas changé. La peur des catastrophes, liée à des comportements humains fautifs, est un phénomène aussi ancien que les Textes écrits.

Dans nos sociétés, il existe des rôles différents : rôle de ceux qui font de la recherche ou découvrent les choses, rôle de ceux qui gèrent, et rôle de ceux qui transportent l'information. Avec l'accélération du temps que nous constatons aussi bien dans l'information que dans la

---

27. Jean Baudrillard, *La Société de consommation*, Éditions Gallimard, 1974.
28. Payot, 1953.

gestion, les gestionnaires sont en place pour de courts laps de temps soumis à des élections récurrentes, comme je l'ai déjà dit. Il y a de plus en plus de confusion entre le pouvoir de décision, le pouvoir exécutif et le quatrième pouvoir, celui de la presse. Or, s'il est naturel que la presse lance l'alerte, il n'est pas naturel que les gens qui dirigent, les politiques, soient de même nature et aient le même genre de réactivité. La gestion demande de prendre son temps et de la distance, mais cela devient aujourd'hui inutile puisque les conséquences des actes des gestionnaires ne leurs seront pas directement imputées, elles viendront plus tard et seront noyées dans une nouvelle information. Cette fusion entre médias et décisionnaires s'observe, pratiquement par mariage ou par transfert, d'un métier à l'autre, un ministre devenant animateur, un animateur devenant ministre. Cela pose un véritable problème, qui nuit à l'équilibre des forces.

Par ailleurs, l'autre livre de Jean Baudrillard, *Simulacres et Simulation*[29], prédisait, lui, la création d'un nouveau monde digital sur lequel j'ai décliné les éléments de la politique nouvelle[30]. Dans ce monde que Baudrillard appelle l'hyperréalité, et qui a servi d'inspiration pour le film *Matrix*, en fait, la réalité digitale n'a plus aucun lien avec la réalité physico-chimique, tout comme dans le livre *Simulacres*[31] de Philip K. Dick, où les hommes politiques sont des simulacres, des hologrammes ou des robots.

Ainsi, la déconnexion totale de la réalité observable avec la réalité rapportée est un problème qui devient majeur. Il s'agit de moins en moins d'une amplification, mais d'une distorsion de la réalité. Quand l'informateur multiplie par 20 un risque de mortalité et divise par 100 un autre risque, nous ne sommes plus dans une exagération,

---

29. Éditions Galilée, 1981.
30. Didier Raoult, *La Révolution digitale de l'homme : vers une nouvelle espèce*, e-book Kindle, Amazon, 2018.
31. Flammarion, 1964.

nous sommes dans un autre monde. Et c'est actuellement ce qui se passe. D'autant qu'à côté du besoin d'alerte, dont on sait bien qu'il est un facteur d'attraction (les films d'horreur ont un succès permanent), les éléments idéologiques viennent privilégier les types d'informations qui entrent en résonance avec la vision du monde des médias. Les chiffres eux-mêmes deviennent indécents quand ils ne confirment pas la théorie dominante.

En pratique, il n'y a pas réellement de solution, sauf que les nouvelles technologies permettent d'avoir un nouveau pouvoir, qui est suivi d'une communication non filtrée (pour l'instant). Nous pouvons le constater dans le domaine scientifique. Il existe une censure de fait sur les articles qui ne se situent pas dans le flux général de la pensée technique, mais de très nombreux journaux se créent, et l'envoi d'articles directement sur des sites sans filtres avant leur publication commence à se développer. D'une manière intéressante, cela prend réellement une importance considérable. Ainsi une des dix évolutions les plus importantes pour le journal *Science* pour l'année 2019 fait référence à une découverte qui n'était pas publiée, mais seulement déposée sur un site sans aucun filtre : c'était la découverte d'un nouveau microbe, bien sûr en Extrême-Orient.

Il en est de même des réseaux sociaux, des podcasts, dans lesquels les gens peuvent s'exprimer par eux-mêmes et non pas dans un temps et dans un cadre qui seraient imposés de l'extérieur. Bien sûr, il y aura toujours de tout sur les réseaux sociaux. Il faudra séparer le bon grain de l'ivraie, mais l'innovation réelle sera là. Sur le plan scientifique, cette nouvelle ère, qui détermine un combat entre deux mécanismes de communication (les médias et les réseaux sociaux) va amener une plus grande liberté et une plus grande diversité dans les opinions. D'ores et déjà, ceux qui connaissent plusieurs langues peuvent avoir des surprises importantes en consultant l'encyclopédie Wikipédia en français puis en anglais, où parfois on a l'impression qu'on ne parle pas de la même chose, ce qui traduit les différences culturelles et idéologiques. Il ne s'agit donc plus seulement de capter l'information, mais de faire l'analyse culturelle d'une information. Cette prise de distance avec la relativité de l'information devrait permettre de ne pas subir les effets dangereux de l'exagération. Car même si les gens adorent avoir peur, à la longue, la réalité s'imposera et ils ne croiront plus rien de ce qu'on leur prédit. Ce qui est tout aussi dangereux que la crédulité aveugle. Souvenons-nous de l'histoire de *Pierre et le loup* : à force d'entendre Pierre crier au loup, plus personne ne le croira, même quand, pour une fois, le loup sera là !

Table des matières

Direction d'ouvrage
Huguette Maure
assistée de
Vivien Palleja

Composition
PRESS·PROD

Imprimé en France
par CPI en mars 2020

N° d'impression : 3038911
Dépôt légal : avril 2020
ISBN : 978-2-7499-4404-3
LAF 2952